EMERGENCIAS EN LA COMUNIDAD

EMERGENCIAS EN LA COMUNIDAD

Daniela Caicedo
Aracely Aguilar
David Rodríguez
Johanna Aguilar
Carlos Ortega
Carla Verdugo
Laura Morales
Valeria Galecio
Fanny Tupiza
Andrea Lárraga

2020 Bold Publisher
ISBN: 978-956-6090-13-7
Impreso en Ecuador - Printed in Ecuador

PRÓLOGO

Este libro se ha escrito con un firme propósito: presentar de manera más clara y sencilla algunas patologías comunes, de naturaleza médica, con los que la mayoría de nosotros debemos enfrentarnos a menudo en nuestra práctica profesional.

Se incluyen varios temas que usualmente no se hallan en los textos, porque hemos tratado de catalogar, en la forma más realista posible, las distintas clases de consultas médicas que se presentan a diario, sugiriendo los procedimientos y prácticas terapéuticas considerados como los más efectivos en cada caso.

En los últimos años, los conocimientos médicos se han incrementado asombrosamente, varios procedimientos y tratamientos han llegado a ser fácilmente asequibles por parte de la población, lo que ha sido beneficioso para mejorar la calidad de vida de nuestros pacientes.

La necesidad de la correlación y la presentación a nuestros pacientes de la información que manejamos en forma fácilmente comprensible, se ha convertido en una necesidad imperiosa.
Nuestra ilusión y esperanza es que, gracias al presente volumen , aquellos médicos generales que deseen adquirir mayor experiencia y conocer enfoques claros y actuales, puedan hallar una guía útil para la aplicación de tales medidas, de las que poder valerse en un momento determinado, y también encontrar respuestas a algunas cuestiones de índole médica que tal vez les estén intrigando.

Dr. Cristhian Quinaluisa
Coordinador

ÍNDICE DE AUTORES

AUTORES

Daniela Margarita Caicedo Escudero

Médico General Por La Escuela Latinoamericana De Medicina - Cuba
Cirujana Plástica, Estética Y Reconstructiva Por La Pontificia Universidad Católica Del Ecuador
Síndrome Compartimental Agudo

Aracely Vanessa Aguilar Cobo

Médico General Por La Universidad Central Del Ecuador
Médico General En Funciones Hospitalarias En Hospital General Latacunga
Médico Residente Centro Médico Quirúrgico Lemaro
Accidente Cerebro Vascular

David Fernando Rodríguez Becerra

Médico General Por La Universidad Central Del Ecuador
Médico Residente De Central Medica "Veris"
Accidente Cerebro Vascular

Johanna Katherine Aguilar Gutiérrez

Médico Cirujano Por La Universidad Regional Autónoma De Los Andes UNIANDES
Máster En Dirección Y Gestión Sanitaria Por La Universidad Internacional De La Rioja UNIR
Médico General En Consulta Externa De La Empresa Privada Saude Medical Group
Abdomen Agudo Quirúrgico

Carlos Enrique Ortega Espinoza

Médico General Por La Universidad Central Del Ecuador
Médico General En Funciones Hospitalarias En Hospital General Ibarra
Pancreatitis Aguda

Carla Patricia Verdugo Morales

Médica Cirujana Por La Universidad De Las Américas
Médico General En Funciones Hospitalarias en Hospital Pediátrico Baca Ortiz
Emergencias Hipertensivas

Laura Fernanda Morales Rosero

Médico General Por La Universidad Central Del Ecuador
Médico Rural En Centro De Salud "Lumbaqui" – Sucumbíos
Emergencias Hipertensivas

Valeria Estefanía Galecio Tito

Médico General Por La Universidad Central Del Ecuador
Médico Rural En Centro De Salud "Tierras Orientales" - Sushufindi
Cólico Renal

Fanny Katherine Tupiza Luna

Médico General Por La Universidad Central Del Ecuador
Médico General En Funciones Hospitalarias, Residente En Servicio De Medicina Interna, Hospital De Especialidades De Las Fuerzas Armadas N1
Esguince De Tobillo

Andrea Alexandra Lárraga Pacuruco

Médico Por La Universidad Católica Santiago de Guayaquil
Especialista en Pediatría Por La Universidad Católica Santiago de Guayaquil
Subespecialista en Nefrología Pediátrica Por La Universidad Nacional Autónoma de México
Experto Universitario de Nefrología Pediátrica Universidad de Oviedo
Master en Infección por VIH Universidad Carlos III Madrid
Síndrome Nefrótico: Generalidades Que Todo Médico Debe Conocer

ÍNDICE

CAPÍTULO 1

SÍNDROME COMPARTIMENTAL AGUDO

Daniela Margarita Caicedo Escudero

Introducción

Definición: Es el aumento anormal de la presión dentro de los compartimentos musculares corporales luego de un evento localizado, comprometiendo la circulación y función de los tejidos. [1]

Epidemiologia: La incidencia es de 7,3 por 100 000 en hombres y 0,7 por 100 000 mujeres, En los pacientes con antecedente de trauma, las tasas de incidencia aumentan hasta el 14%, está asociado con fracturas de la diáfisis tibial en hasta un 36%. [2] [3]

Fisiopatología: La fascia que recubre los compartimentos musculares es de características inelásticas. El aumento de la permeabilidad capilar incrementa la presión del líquido intersticial, que en condiciones normales es de 100 mm Hg, a medida que esta asciende, la perfusión de los tejidos desciende [3]. Al disminuir el flujo sanguíneo por incremento en la presión intracompartimental, se produce isquemia de las estructuras intracompartimentales con posterior daño de los tejidos mismo que es irreversible después de 8 horas de iniciado el cuadro. [4]

Las principales causas desencadenantes son: hematoma, uso de torniquete, edema posterior a isquemia, extravasación de fármacos o fluidos, vendaje o yeso compresivo, quemaduras, congelaciones, aplastamiento, mordedura de serpientes, fracturas, trauma penetrante e infecciones. [5]

Cuadro Clínico: Los primeros signos clínicos aparecen con una presión intracompartimental entre 20-30mmHg. Se utiliza la nemotecnia de las P en inglés.

- Pain (dolor): Se exacerba por movimiento pasivo o por compresión directa del compartimento afectado.
- Pallor (palidez): Llene capilar mayor a 3 segundos
- Pulselessness: ausencia de pulso.
- Parestesias: Sensación de hormigueo, quemadura o entumecimiento, perdida de discriminación entre dos puntos. Es el primer síntoma en aparecer. [7]
- Paralysis (Parálisis): Movimiento débil o ausente de las articulaciones distales.
- Presión: Piel tensa, brillante y caliente. [3] [6]

Tabla 1. Recomendaciones de GPC para la utilidad del examen físico para ayudar en el diagnóstico de SCA

Recomendación	Fuerza	Descripción del nivel de evidencia
Paciente despierto	Limitado	La evidencia limitada respalda el uso de los resultados del examen clínico en serie para ayudar a resolver el SCA
Paciente embotado o intoxicado	Consenso	En ausencia de evidencia confiable, es la opinión del grupo de trabajo que sin un examen clínico confiable (por ejemplo, en el paciente afectado), se recomiendan mediciones de PIC repetidas o continuas hasta que se diagnostique o descarte el SCA.

SCA = síndrome compartimental agudo, GPC = guía de práctica clínica, PIC = presión intracompartimental
Fuente: Revista de la Academia Americana de Cirujanos Ortopédicos: febrero de 2020 - Volumen 28 - Número 3

Tabla 2. Recomendaciones de GPC para el uso de biomarcadores (suero o orina) para ayudar en el diagnóstico de SCA

Recomendación	Fuerza	Descripción del nivel de evidencia
Lactato sérico	Moderar	La evidencia moderada respalda que, en pacientes con isquemia vascular aguda, la concentración de lactato en la vena femoral muestreada durante la embolectomía quirúrgica puede ayudar en el diagnóstico de SCA.
Troponina sérica	Limitado	La evidencia limitada respalda que la troponina sérica puede ayudar a diagnosticar el SCA en pacientes con lesiones traumáticas de las extremidades inferiores.
Mioglobinuria	Limitado	La evidencia limitada respalda que la mioglobinuria puede ayudar a diagnosticar el SCA en pacientes con lesiones traumáticas de las extremidades inferiores.
		La evidencia limitada respalda que la mioglobinuria no ayuda a diagnosticar el SCA en pacientes con lesiones eléctricas.
Biomarcadores en la presentación tardía de SCA	Consenso	En ausencia de evidencia confiable, es la opinión del grupo de trabajo que los biomarcadores séricos no proporcionan información útil para guiar la toma de decisiones cuando se considera la fasciotomía para una presunta presentación tardía o SCA omitida.

Fuente: Revista de la Academia Americana de Cirujanos Ortopédicos: febrero de 2020 - Volumen 28 - Número 3

Clasificación etiopatogénica

1) Disminución del tamaño del compartimiento:
   a)Cierre quirúrgico de defectos de fascia.
   b)Vendaje tenso.
   c)Presión externa.

2) Aumento del contenido compartimental:
   a)Hemorragia (lesión de vasos mayores, coagulopatías, hematomas a tensión).
   b)Aumento de la permeabilidad capilar (edema postisquémico, ejercicio exagerado, trauma de tejidos blandos, lesiones por aplastamiento), quemaduras, drogas intraarteriales o endovenosas, cirugía ortopédica, mordedura de ofidios).
   c)Aumento de la presión capilar (ejercicio intenso, obstrucción venosa).
   d)Hipertrofia muscular.
   e)Infiltrado por extravasación de sueros.
   f)Síndrome nefrótico. [6]

Diagnóstico: se realiza en base a los síntomas y signos clínicos, presión intracompartimental, o ambos. [4] La medición normal de un compartimiento en reposo va de 0 a 8 mmHg presiones superiores a 30 mm Hg es una indicación de alteración de la perfusión tisular, con necesidad de fasciotomía quirúrgica emergente. [5]

Tabla 3. Recomendaciones de GPC para métodos alternativos de ayuda en el diagnóstico de SCA

Recomendación	Fuerza	Descripción del nivel de evidencia
Métodos alternativos de diagnóstico.	Consenso	En ausencia de evidencia confiable, es la opinión del grupo de trabajo que no hay modalidades de diagnóstico reportadas (p. Ej., Electromiografía y espectroscopía infrarroja), aparte del monitoreo directo de la presión o los hallazgos del examen clínico, que proporcionan información útil para guiar la toma de decisiones al considerar fasciotomía para el SCA.

Fuente: Revista de la Academia Americana de Cirujanos Ortopédicos: febrero de 2020 - Volumen 28 - Número 3

Tratamiento: El tratamiento es quirúrgico mediante la realización de fasciotomías. La misma que comprende la apertura de la envoltura aponeurótica del compartimento, que debe realizar en las primeras horas, lo que permite que los tejidos se expandan sin restricciones y que la presión tisular disminuya. [6]

Brazo: El compartimento anterior se accede mediante una incisión antero-interna y el posterior con otra incisión longitudinal posterior.

Antebrazo: Consta de 3 compartimentos comunicados entre sí (anterior, posterior y lateral). La incisión se realiza en forma de s itálica, inicia proximal al epicóndilo medial del húmero y se extiende oblicuamente a través del pliegue antecubital, se continúa distalmente por el lado cubital a través del pliegue de la muñeca, después se incide la aponeurosis muscular, se abre el retináculo flexor, situado sobre el túnel del carpo.

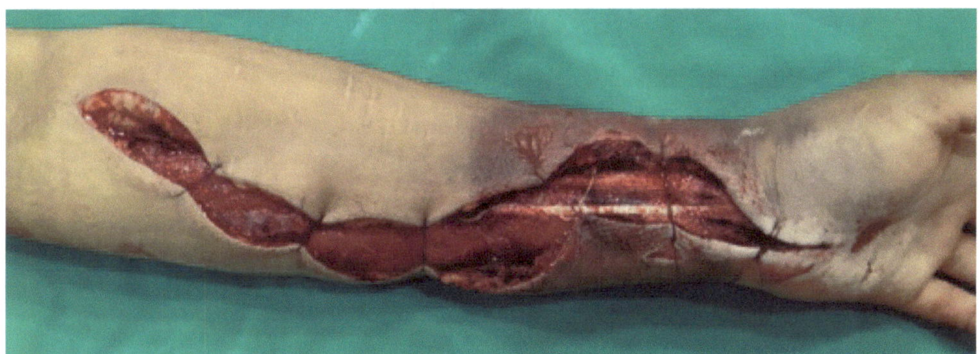

Fuente. Registro fotográfico Dra. Daniela Caicedo

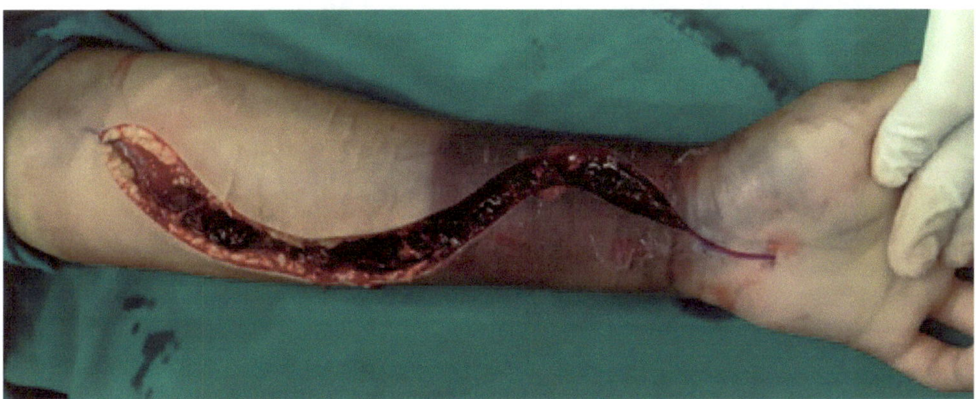

Fuente. Registro fotográfico Dra. Daniela Caicedo

Mano: Se realiza 3 incisiones dorsales longitudinales a nivel del primer espacio interdigital, otra sobre el tercer metacarpiano, y la última a nivel del cuarto espacio interdigital. Otras 2 palmares sobre las eminencias tenar e hipotenar.

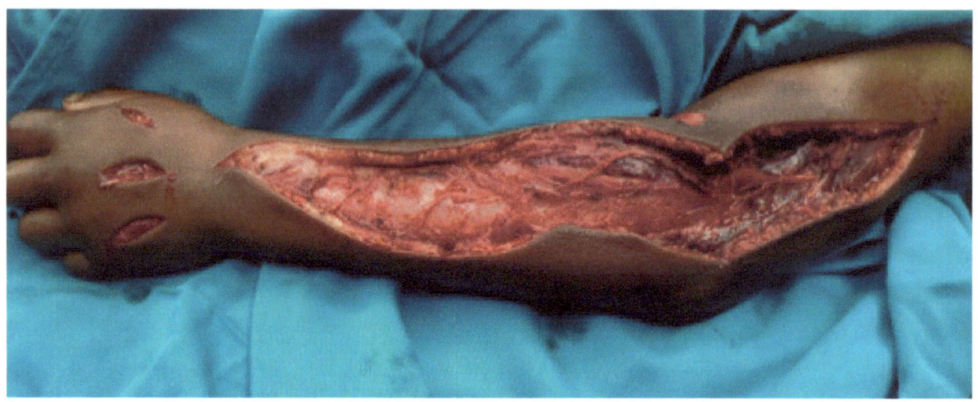

Fuente. Registro fotográfico Dra. Daniela Caicedo

Muslo: consta de tres compartimentos musculares, el anterior, el interno y el posterior. Se traza una incisión externa, que inicia por debajo de la línea intertrocantérea y que llega hasta el epicóndilo externo, se corta el tabique intermuscular externo. Para liberar el compartimento interno se incide en la cara medial, con esto se libera el compartimento del aductor. [6]

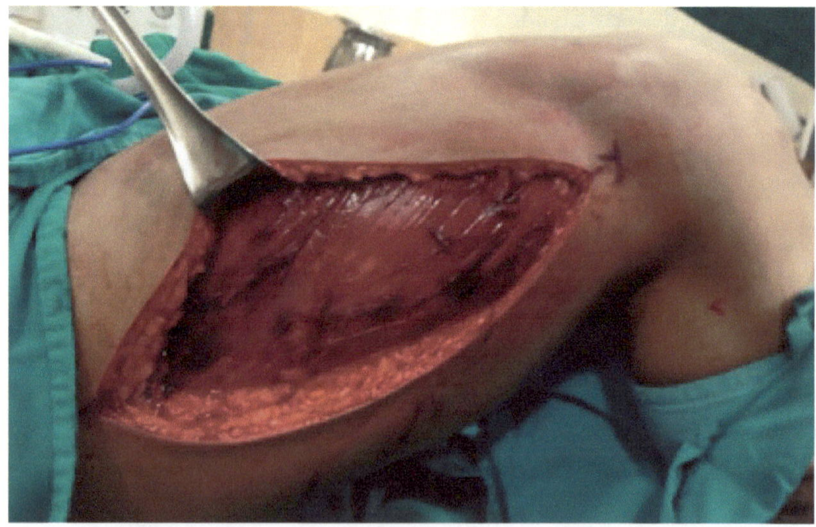

Fuente. Registro fotográfico Dra. Daniela Caicedo

Pierna: La pierna consta de cuatro compartimentos (anterior, lateral, posterior superficial y posterior profundo) se han descrito tres abordajes: La fasciotomía lateral única y otra medial y lateral. Con una incisión de 20 a 25 cm situada a 2 cm por delante del peroné con disección subcutánea se exponen en forma amplia los compartimentos fasciales anterior y lateral. Se traza una segunda incisión medial a 2 cm por detrás del borde posterior de la tibia, que se extiende desde la metáfisis de la tibia hasta el maléolo medial, liberando en toda la extensión del compartimiento posterior. [7]

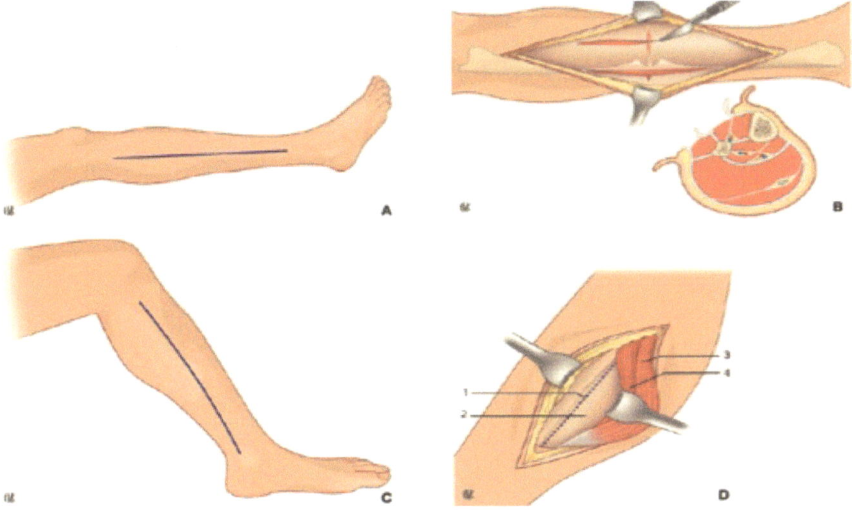

Fuente: Masquelet AC. Tratamiento quirúrgico de los síndromes compartimentales. EMC - Técnicas quirúrgicas en ortopedia y traumatología. 2015

Pie: Se describen tres incisiones una medial permite la descompresión de los 5 compartimientos plantares que debe realizarse de forma curvilínea de 8 cm, sobre el relieve del musculo abductor del primer dedo y dos paralelas en la cara dorsal de 6 – 8 cm, la primera a nivel del borde medial del segundo metatarsiano y la segunda en el borde lateral del cuarto estas permite la descompresión de los 4 compartimentos de los músculos interóseas dorsales y plantares. [6]

Manejo posterior a la fasciotomía, se reporta el uso de presión negativa; mecanismo mediante el cual nos permite el cierre por contracción, disminuyendo el edema y removiendo exudado de la herida. Así como también el cierre diferido a base del uso de bandas de silastic las mismas que se van aproximando progresivamente con el objetivo de reducir el tiempo de cierre y la posibilidad de uso de injerto de piel. [8] [9]

Pronóstico: El diagnóstico temprano es importante para prevenir complicaciones catastróficas, que incluyen necrosis tisular, deformidad, deterioro funcional, lesión neuromuscular o contractura de Volkman, caracterizada por contractura en flexión de los músculos, parálisis, anestesia cutánea y alteraciones tróficas de la piel. [10] [11]

Recomendación	Fuerza	Descripción del nivel de evidencia
Manejo de heridas después de fasciotomía	Limitado	La evidencia limitada respalda el uso de la terapia de heridas con presión negativa para el tratamiento de las heridas de fasciotomía para reducir el tiempo de cierre de la herida y la necesidad de injerto de piel.
Métodos de fasciotomía	Consenso	En ausencia de evidencia confiable, es la opinión del grupo de trabajo que la técnica de fasciotomía (p. Ej., Una versus dos incisiones) es menos importante que lograr la descompresión completa de los compartimentos de la extremidad afectada.
ACS tardío o perdido	Consenso	En ausencia de evidencia confiable, es la opinión del grupo de trabajo que la realización de fasciotomía no está indicada en un paciente adulto con evidencia de daño intracompartimental irreversible (neuromuscular / vascular). La estabilización de la fractura, si se justifica en estos pacientes, debe usar una técnica (fijación externa / fundición) que no viole el compartimento.

Manejo de fracturas	Consenso	En ausencia de evidencia confiable, es la opinión del grupo de trabajo que la fijación quirúrgica (externa o interna) debe realizarse para la estabilización inicial de fracturas de huesos largos con SCA concomitante que requiere fasciotomía.
Manejo del dolor neuroaxial	Consenso	En ausencia de evidencia confiable, es la opinión del grupo de trabajo que la anestesia neuroaxial puede complicar el diagnóstico clínico de SCA. Si se administra anestesia neuroaxial, se debe realizar un examen físico frecuente y / o monitoreo de presión.

Fuente: Revista de la Academia Americana de Cirujanos Ortopédicos: febrero de 2020 - Volumen 28 - Número 3

Prevención: Reducción y fijación correcta de fracturas, correcta colocación de drenajes y yesos. Vigilancia de pulso, movilidad y dolor. [6]

1. Orozco J. Picon Y VSAJ. Sindrome Compartimental Agudo en Quemadura Electrica. 2018; 43(1).

2. Keudell A. Diagnosis and treatment of acute extremity compartment syndrome. the Lancet. 2015 Septiembre; 386.

3. E Montalvo MEJAP. Sindrome compartimental abdominal: conceptos actuales y manejo. Revista de Gastroenterología de Mexico. 2020 Agosto.

4. Broadhurst PK RL. Compartment syndrome: Neuromuscular complications and electrodiagnosis. Muscle & Nerve. 2020 Enero.

5. Magaña AP. Síndrome compartimental. medigrapic. 2013; 9(2).

6. Justin M. Kistler. Forearm Compartment. Hand Clin. 2018; 34.

7. Axayacatl Mendoza Cortés HAMC. Síndrome compartimental en extremidades. Cirujano General. 2003; 5(4).

8. Fernández MM. Síndrome Compartimental en el paciente Traumatico. Universidad Internacional de Andalucía. 2015 Diciembre.

9. Pataro DSA. Síndromes compartimentales. Revista Asociacion Argentina de Ortopedia y Traumatología. ; 58(4).

10. CARLOS GJ, CARLOS H. Fasciotomía profiláctica y síndrome "compartimental" de las extremidades: ¿existen indicaciones. Revista Colombiana de Cirugía. 2011; 26(2).

11. Masquelet AC. Tratamiento quirúrgico de los síndromes compartimentales. EMC - Técnicas quirúrgicas en ortopedia y traumatología. 2015 Diiembre; 7(4).

12. Patrick M. Osborn. Management of Acute Compartment Syndrome. Journal of the American Academy of Orthopaedic Surgeons. 2019.

13. R AAHSV. Síndrome Compartimental, generalidades, consenso diagnóstico y técnica quirúrgica. Revista Clínica de la Escuela de Medicina UCR – HSJD. 2018; 8(2).

14. Aaron J. Rubinstein. Hand Compartment Syndrome. Hand the Clinics. 2018; 34.15.

15. Elena Villa AdF. Sindrome Compartimental Agudo.

CAPÍTULO 2

ACCIDENTE CEREBRO VASCULAR

Aracely Vanessa Aguilar Cobo
David Fernando Rodríguez Becerra

Definición y Epidemiologia

El accidente cerebrovascular (ACV) es la segunda causa de muerte y ocupa el tercer lugar como factor causante de discapacidad a nivel mundial. En Ecuador, este desorden es una de las primeras causas de mortalidad desde 1975, año en el cual alcanzó el noveno lugar y 25 años después en 1990, se posicionó como primera causa de muerte en el país. La incidencia de las enfermedades cerebrovasculares en países de primer mundo tiende a estabilizarse o disminuir, mejorando el pronóstico. Dado que Ecuador es un país en vías de desarrollo y debido a la escasez de estudios neuroepidemiológicos, se desconoce el comportamiento de esta condición en nuestra población. [1]

En Ecuador, se registraron 3777 muertes por accidente cerebrovascular en el año 2014, siendo la cuarta causa de muerte en hombres y la segunda en mujeres. [3]

Según la Organización Mundial de la Salud, un accidente cerebrovascular se define como un síndrome clínico de inicio súbito caracterizado por déficit cerebral focal o global que dure mas de 24 horas y cuyo origen se presume vascular. [2]

En términos patológicos se distinguen tres tipos: isquémico (80%), por hemorragia intracerebral (15%) y por hemorragia subaracnoidea (5%). [2]

Aunque el ataque isquémico transitorio (AIT) difiere del ACV en cuanto a su duración, (el primero persiste por menos de 24 horas), y en la practica deben tratarse de la misma manera. [2]

Clasificación
Enfermedad Cerebrovascular Isquémica

El término Enfermedad Cerebrovascular Isquémica de acuerdo con la American Heart Association (AHA) y American Stroke Association (ASA) describe un episodio de disfunción neurológica causado por un infarto focal bien sea cerebral, espinal o retinar. Tal episodio de infarto definido como muerte celular atribuible a la isquemia debe basarse en dos criterios: 1. Evidencia de una injuria focal isquémica en una distribución vascular definida del cerebro, médula espinal o retina, evidenciado por hallazgos de anatomía patológica o imagenológicos; o 2. Evidencia clínica de una injuria focal isquémica cerebral, de médula espinal o retina basada en síntomas que persistan más de 24 horas o hasta que se produzca la muerte cuando se han excluido otras causas. La importancia de que los síntomas estén presentes por más de 24 horas permite hacer el diagnóstico diferencial con el accidente isquémico transitorio (AIT). [4]

Fisiopatología

Autorregulación cerebral: El flujo sanguíneo cerebral (FSC) determinado por la resistencia vascular cerebral. Es el proceso por el cual el FSC se mantiene constante a pesar de variaciones en la presión de perfusión. El mantenimiento del FSC ocurre dentro de un rango de presión arterial media de 60 a 150 mmHg. Fuera de este rango, el cerebro no puede compensar los cambios en la presión de perfusión, ya que aumenta el riesgo de isquemia a bajas presiones y edema a altas presiones. El ACV isquémico disminuye el FSC y la presión de perfusión cerebral. En el estadio I, el FSC se mantiene constante gracias a la dilatación máxima de arterias y arteriolas, lo que produce un aumento compensatorio en el volumen sanguíneo cerebral. En el estadio II, cuando se agota la vasodilatación máxima, la fracción de extracción de oxígeno se incrementa para mantener la oxigenación y el metabolismo del tejido cerebral. En el estadio III, cuando en el núcleo isquémico se supera el rango autorregulatorio disminuye el volumen y el FSC hasta que la circulación colateral falla, ocasionando muerte celular [5]. La isquemia genera una cascada de eventos que conducen a muerte neuronal; incluye disminución en la producción de ATP; cambios en las concentraciones de sodio, potasio y calcio; aumento de lactato; acidosis; acumulación de radicales libres; acumulación intracelular de agua, y estimulación persistente de los receptores de glutamato. (Figura 1).

Figura 1 Generación de radicales libres en la isquemia

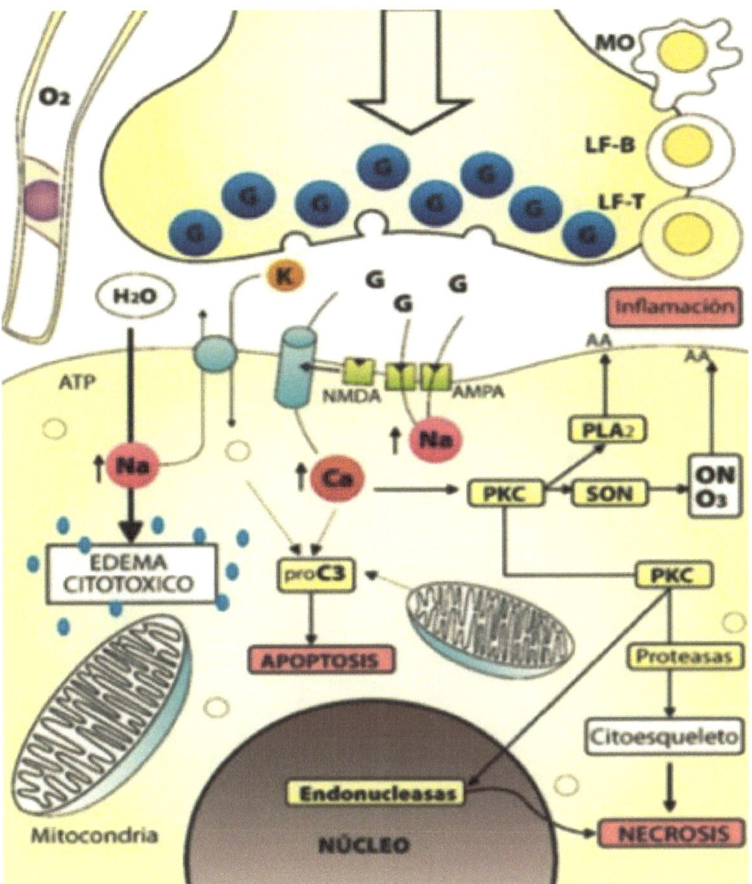

Fuente: adaptada de Tratamiento actual del ACV isquémico (ACV) agudo.
Univ Méd (Bogotá). 2016;49(4):467-98.

La activación del receptor N-metil-Daspartato (NMDA) lleva a la producción de óxido nítrico. La actividad de la SON y la cantidad de óxido nítrico aumentan después de la exposición a la hipoxia. El óxido nítrico sintetasa (SON) neuronal y el SON inducible generan mayores cantidades de óxido nítrico, al lesionar componentes celulares; además, puede reaccionar con el anión superóxido, produciendo peroxinitrito, que fragmenta cadenas simples del ADN y activa apoptosis. La muerte celular después de la isquemia ocurre por necrosis o por apoptosis. La inflamación aumenta el FSC a la región isquémica, que puede suministrar glucosa y oxígeno a las células; sin embargo, este aumento del FSC libera calcio, que resulta en aumento del daño tisular. La necrosis predomina en el centro del infarto y la apoptosis en el área de penumbra isquémica. La necrosis se acompaña de edema celular, lesión del tejido circundante, lisis de la membrana celular y lesión de los organelos. La circulación colateral produce energía suficiente para permitir la expresión de proteínas que median la apoptosis. Los fragmentos celulares generados conforman el "cuerpo apoptótico". La isquemia incluye áreas que se recuperan espontáneamente, denominadas áreas de oligohemia benigna, y áreas que pueden progresar a cambios irreversibles, denominadas áreas de penumbra. La progresión a infarto depende del grado de circulación colateral, la duración de la lesión y metabolismo celular. La oligohemia benigna se asocia a FSC mayor de 17 ml por minuto por cada 100 g de tejido; la penumbra isquémica a valores entre 10 y 17 ml por minuto por cada 100 g de tejido; y el core del infarto, a menos de 10 ml por minuto por cada 100 g de tejido. [6] (figura 2).

Figura 2 Áreas de Isquemia

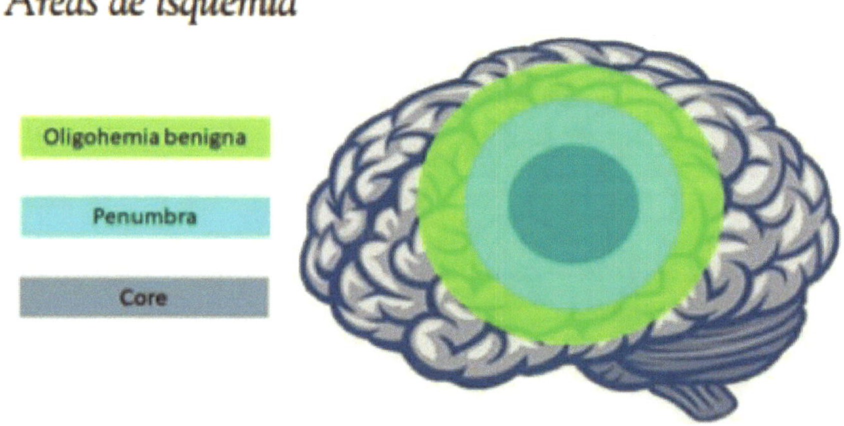

Fuente: adaptada de Tratamiento actual del ACV isquémico (ACV) agudo. Univ Méd (Bogotá). 2016;49(4):467-98.

Manifestaciones Clínicas

Casi todos los ACV se caracterizan por inicio abrupto de déficit neurológico focal, sin emabrago, en algunos pacientes este déficit puede instaurarse de manera gradual. Las características mas comunes incluyen disartria, disfasia, hemianopsia, debilidad, disminución de la sensibilidad y negligencia según la localización y extensión de la lesión [5]. Los principales territorios vasculares que pueden verse alterados son:(tabla1).

Tabla1. Características clínicas según el territorio de distribución del ACV: signos y síntomas.

ACV de circulación anterior	ACV de circulación posterior	Signos no específicos
•Debilidad unilateral •Perdida sensorial unilateral o inatención •Disartria aislada •Afasia •Hemianopsia homónima, ceguera monocular	•Hemianopsia homónima aislada •Diplopía o mirada desconjugada •Náuseas y vomito •Incoordinación •Debilidad unilateral o bilateral o perdida sensorial uni o bilateral	•Disfagia •Incontinencia •Perdida de la conciencia

Fuente adaptado de: Mena J, Bizabal F, Cacho B, Aquilino R, et al (eds). Manual de terapéutica y procedimeintos de urgencias, 7ma edición. Mexico: McGraw-Hill, 1989:2016.

En la evaluación inicial se utiliza la escala del National Institute of Health Stroke Scale (NIHSS), para evaluar la severidad del cuadro clínico [4] (tabla2).

Tabla 2 Escala de NIHSS para ACV

1.a. Nivel de conciencia	Alerta	0
	No alerta (mínimos estímulos verbales)	1
	No alerta (estímulos repetidos o dolorosos)	2
	Respuestas reflejas	3
1.b. Preguntas	Ambas respuestas correctas	0
¿En qué mes estamos?	Una respuesta correcta (o disartria	1
¿Qué edad tiene?	Ninguna respuesta correcta (o afasia)	2
1.b. Órdenes motoras	Ambas órdenes correctas	0
1. Cierre los ojos	Una orden correcta	1
2. Abra y cierre la mano	Ninguna orden correcta	2
2. Mirada conjugada (horizontal)	Normal	0
	Parálisis parcial de la mirada	1
	Desviación forzada de la mirada	2
3. Campo visual	Normal	0
	Hemianopsia Parcial	1
	Hemianopsia Completa	2
	Ceguera	3
4. Paresia facial	Movilidad Normal	0
	Paresia menor	1
	Paresia parcial	2
	Parálisis completa de la hemicara	3
5. Miembro superior derecho / miembro superior izquierdo	No caída del miembro	0/0
	Caída en menos de 10 segundos	1/1
	Esfuerzo contra la gravedad	2/2
	Movimiento en el Plano horizontal	3/3
	No movimiento	4/4
6. Miembro inferior derecho / miembro inferior izquierdo	No caída del miembro	0/0
	Caída en menos de 5 segundos	1/1
	Esfuerzo contra la gravedad	2/2
	Movimiento en el Plano horizontal	3/3
	No movimiento	4/4
7. Ataxia de Miembros	Ausente	0
	Presente en 1 extremidad	1
	En 2 o más extremidades	2
8. Exploración Sensitiva	Normal	0
	Perdida entre ligera a moderada	1
	Perdida entre grave y total	2
9. Lenguaje	Normal	0
	Afasia ligera a moderada	1
	Afasia grave	2
	Afasia global	3
10. Disartria	Normal	0
	Ligera a moderada	1
	Grave a anartria	2
11. Extinción e Inatención (negligencia)	Normal	0
	Extinción parcial	1
	Extinción completa	2
Total (máximo 42)		

Fuente: Tratamiento actual del ACV isquémico (ACV) agudo. Univ Méd (Bogotá). 2016;49(4):467-98.

Hemorragia Intracraneal

La hemorragia intracerebral es el sangrado focal desde un vaso sanguíneo hacia el parénquima cerebral. La causa suele ser la hipertensión. Los síntomas típicos incluyen déficits neurológicos focales, muchas veces con el inicio súbito de cefalea, náuseas y deterioro de la conciencia. El diagnóstico se realiza mediante una TC o una RM. El tratamiento incluye el control de la presión arterial, las medidas sintomáticas y, en algunos pacientes, la evacuación quirúrgica. [3]

La mayoría de las hemorragias intracerebrales se producen en los ganglios basales, los lóbulos cerebrales, el cerebelo o la protuberancia. La hemorragia intracerebral también puede ocurrir en otras partes del tronco encefálico o del mesencéfalo. [3]

La hemorragia intracerebral suele ser el resultado de la rotura de una pequeña arteria arterioesclerótica que se ha debilitado, primariamente por la hipertensión arterial crónica. Estas hemorragias suelen ser grandes, únicas y catastróficas. Otros factores de riesgo modificables que contribuyen a las hemorragias intracerebrales hipertensivas arterioscleróticas incluyen el tabaquismo, la obesidad y una dieta de alto riesgo (p. ej., rica en grasas saturadas, grasas trans y calorías). El consumo de cocaína o, a veces, de otros agentes simpaticomiméticos puede producir una hipertensión grave y transitoria que conduce a una hemorragia. [4]

Con menor frecuencia, la hemorragia intracerebral es el resultado de un aneurisma congénito, una malformación arteriovenosa u otra malformación vascular, un aneurisma micótico, un infarto encefálico (infarto hemorrágico), un tumor cerebral primario o metastásico, la anticoagulación excesiva, una discrasia sanguínea, la disección de una arteria intracraneana, la enfermedad de moyamoya o un trastorno hemorrágico o vasculítico. [4]

Fisiopatología

La sangre proveniente de la hemorragia intracerebral se acumula como una masa que puede disecar a través de los tejidos cerebrales adyacentes y comprimirlos, lo cual provoca disfunción neuronal. Los hematomas grandes aumentan la presión intracraneana. La presión de los hematomas supratentoriales y el edema asociado pueden producir una herniación cerebral transtentorial que comprime el tronco del encéfalo y muchas veces produce hemorragias secundarias en el mesencéfalo y la protuberancia.

Si la hemorragia se rompe en el sistema ventricular (hemorragia intraventricular), la sangre puede producir una hidrocefalia aguda. Los hematomas cerebelosos pueden expandirse para bloquear el cuarto ventrículo, y producir también una hidrocefalia aguda, o pueden disecar el tronco encefálico. Los hematomas cerebelosos que tienen un diámetro > 3 cm pueden producir un desplazamiento de la línea media o herniación.

Esta herniación, la hemorragia mesencefálica o pontina, la hemorragia intraventricular, la hidrocefalia aguda o la disección en el tronco encefálico pueden deteriorar la conciencia y producir coma y muerte.

Manifestación Clínica

Los síntomas de la hemorragia intracerebral comienzan con una cefalea súbita, muchas veces durante la actividad. Sin embargo, la cefalea puede ser leve o estar ausente en los ancianos. La pérdida de conciencia es frecuente, muchas veces en segundos o algunos minutos. También son usuales las náuseas, los vómitos, el delirio y las crisis focales o generalizadas. [2]

Los déficits neurológicos suelen ser súbitos y progresivos. Las hemorragias grandes, cuando se localizan en los hemisferios, producen hemiparesia; cuando se localizan en la fosa posterior, producen déficits cerebelosos o del tronco cerebral (p. ej., desviación ocular conjugada u oftalmoplejía, respiración estertorosa, pupilas puntiformes, coma).

Las hemorragias grandes son fatales en algunos días en alrededor del 50% de los pacientes. En los que sobreviven, retorna la conciencia y los déficits neurológicos disminuyen gradualmente en distintos grados a medida que se reabsorbe la sangre extravasada. Algunos pacientes tienen sorprendentemente pocos déficits neurológicos porque la hemorragia es menos destructiva del tejido encefálico que el infarto.

Las hemorragias pequeñas pueden causar déficits focales sin deterioro de la conciencia y con una cefalea y náuseas mínimas o sin ellas. Las hemorragias pequeñas pueden imitar un accidente cerebrovascular isquémico. [2]

Diagnóstico del ACV isquémico agudo

Es clínico y los estudios imagenológicos se realizan con el fin de detectar hemorragia, evaluar el grado de lesión e identificar el territorio vascular afectado. La tomografía axial computarizada (TAC) cerebral simple es la imagen recomendada por la Asociación Americana del Corazón (AHA) para la evaluación inicial y toma de decisiones sobre el manejo del paciente con sospecha de ACV, ya que la TAC es ampliamente disponible, tiene una alta sensibilidad y es relativamente rápida. Se recomienda su toma en los primeros 20 minutos de llegada al centro médico con el objetivo de diferenciar el ACV isquémico del hemorrágico, ya que este último contraindicaría el tratamiento con rtPA . La TAC simple permite calcular el Alberta Stroke Program Early Computed Tomography Score (ASPECTS), una escala cuantitativa para medir signos tempranos de isquemia cerebral. Para calcularlo se utilizan dos cortes axiales: el primero en los ganglios basales y el segundo en los ventrículos laterales y se divide el territorio de la arteria cerebral media (ACM) en diez regiones: En el primer corte se debe valorar el núcleo caudado (C), lenticular (L), rodilla de la cápsula interna, brazo posterior (IC) y corteza insular (I). En cuanto a los territorios de la arteria cerebral media, se debe valorar la corteza anterior de la ACM (M1), la corteza lateral adyacente al ribete insular (M2) y la corteza posterior de la ACM (M3), es decir, siete áreas. En el segundo corte se debe valorar el territorio anterior de la ACM (M4), el territorio lateral de la ACM (M5) y el territorio posterior de la ACM (M6), es decir, tres áreas. [6]

Figura 4 ASPECTS. A). Territorios vasculares M1, M2, M3, cabeza de núcleo caudado (C), ínsula (I), núcleo lenticular (L). B). Territorios vasculares M4, M5, M6

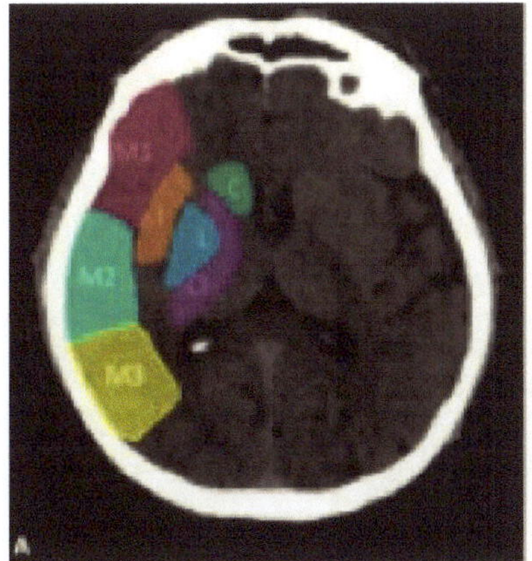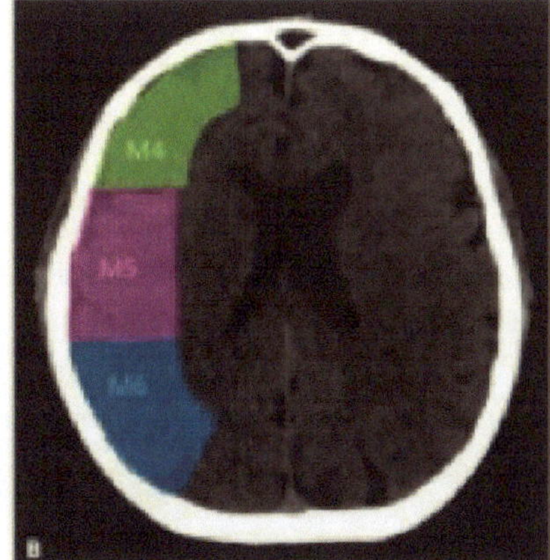

Fuente: Universitas Médica V.60 -No 3- Julio Septiembre 2019 pag 7.

Lesiones hipodensas en alguna de esas 10 áreas resta un punto en la escala. Un puntaje de 10 implica un estudio normal y un puntaje de 0 indica afectación de todo el territorio de la ACM. El puntaje mínimo aceptado para ofrecer terapia trombolítica es de 7, un puntaje menor se relaciona con menor beneficio terapéutico. En la TAC también se pueden observar otros elementos como cambios isquémicos tempranos dados por hipodensidades leves del parénquima con pérdida de la diferenciación de las sustancias gris y blanca. Los infartos antiguos que se observan como hipodensidades bien definidas del parénquima y la hiperdensidad de una arteria se asocia con oclusión trombótica de grandes vasos. La angiografía por tomografía computarizada (angio-TAC) de cerebro y vasos de cuello requiere medio de contraste yodado endovenoso, que permite evaluar la anatomía vascular arterial. Es útil para detectar áreas de oclusión o estenosis y para identificar enfermedad vascular extracraneana. La angio-TAC también es útil para caracterizar la morfología del trombo, ya que la longitud de este es uno de los factores predictores del desenlace funcional del paciente. Se ha demostrado que la angio-TAC es confiable para la evaluación de grandes vasos intracraneales, pues la AHA lo recomienda para pacientes candidatos a terapia endovascular. [6]

En cuanto a la circulación colateral, algunos estudios han mostrado que la presencia de buenas colaterales se asocia con mejor respuesta a la trombólisis, la terapia endovascular y la reducción del volumen del core isquémico; otros estudios apoyan que los pacientes con pobres colaterales están predispuestos a complicaciones hemorrágicas y muerte después de la terapia endovascular. Sin embargo, un reciente estudio en pacientes llevados a terapia endovascular con ventana mayor a 6 horas mostró que la presencia de buenas colaterales en angio-TAC solo se asoció con un volumen del core isquémico más pequeño y una reducción en su crecimiento; pero no influyó en desenlaces como independencia funcional medida por Rankin, ni en el éxito de la terapia endovascular o reducción en las complicaciones hemorrágicas o la muerte. Por lo anterior, si bien la circulación colateral puede proveer un flujo sanguíneo crucial en los pacientes con ACV, no debe ser un criterio único a la hora de incluir o excluir pacientes para realización de terapia trombolítica o endovascular. La TAC cerebral por perfusión es la imagen de elección para evaluar el área de penumbra isquémica. La AHA recomienda imágenes de perfusión en pacientes con las consideraciones mencionadas en la tabla 2.[6]

Tabla 2 Criterios mismatch usados en los estudios DAWN y DEFUSE 3

DAWN	**DEFUSE 3**
Mismatch entre la gravedad del déficit clínico y el tamaño del infarto temprano en la imágenes	M Mismatch imagenológico
• Core isquémico (DWI en IRM o FSC relativo en TAC por perfusión). • $\geq$ 80 años, con NIHS $\geq$ 10 y core isquémico. • < 21 ml • < 80 años, con NIHSS $\geq$ 10 y core isquémico < 31 ml. • < 80 años, con NIHAA $\geq$ 20 y core isquémico 31 a 51 ml.	Core isquémico (DWI en IRM o FSC relativo en TAC por perfusión). Hipoperfusión crítica (T máx > 6 segundos en imagen de perfusión por TAC o IRM). Core isquémico < 70 ml Mismatch ratio $\geq$ 1,8 Mismatch en volumen $\geq$ 15 ml

Fuente: Universitas Médica V.60 -No 3- Julio Septiembre 2019 pag 8.

Resonancia magnética (RM) cerebral: dentro de las secuencias de RM convencional, la secuencia diffusion-weighted imaging (DWI) es útil para identificar cambios isquémicos tempranos, al detectar infarto hasta en un 95% de las ocasiones. Una lesión isquémica aguda se verá de alta señal en el DWI, y se debe corresponder con una lesión de baja señal, en la misma localización, en el mapa de (ADC). El tamaño del core es determinante en el pronóstico de estos pacientes. A mayor volumen de infarto, aumenta la probabilidad de desenlaces desfavorables. La RM cerebral no es un estudio de rutina para la evaluación inicial, ya que puede tardar mucho tiempo en completarse y tiene menor disponibilidad que la TAC. En RM, el mismatch se realiza al comparar las imágenes potenciadas por perfusión (PWI) y el DWI. El área que muestra anomalías tanto de difusión como de perfusión representa un tejido infartado; mientras que el área que muestra solo anomalías de perfusión y tiene una difusión normal corresponde con el área de penumbra. En los ACV de tiempo indeterminado, las secuencias DWI, ADC y FLAIR precisan el tiempo de evolución de la lesión; imágenes de alta señal en DWI sin correspondencia en el FLAIR implican un tiempo menor de 4,5 horas con una sensibilidad del 62% y una especificidad del 78%

Figura 5 Imágenes de IRM cerebral. A) FLAIR. Lesión hiperintensa gangliobasal izquierda. B) DWI. Lesión hiperintensa con restricción de señal gangliobasal izquierda. C) ADC. Imagen de baja señal en mapa de ADC gangliobasal izquierda que se corresponde con localización de imágenes A y B. (7)

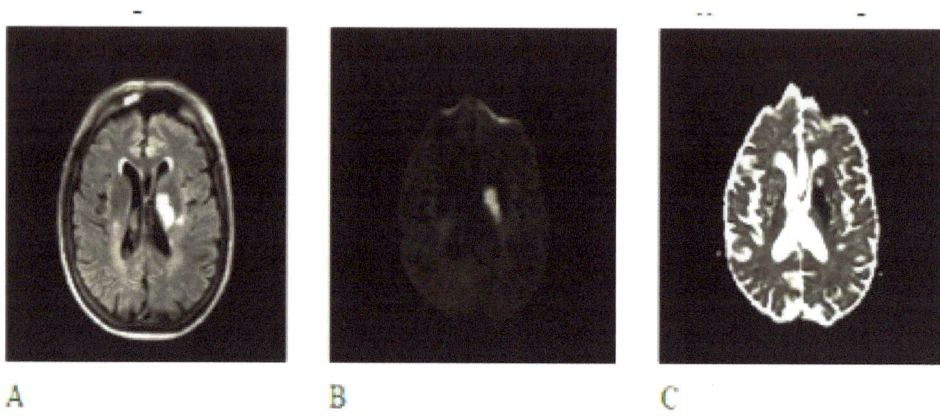

Fuente: Universitas Médica V.60 -No 3- Julio Septiembre 2019 pag 9.

La angiografía por RM cerebral es útil para detectar oclusión o estenosis de la circulación intra- y extracraneal. Puede realizarse con contraste o sin este, aunque se prefiere el uso de contraste, por su mayor calidad de imagen; sin embargo, no es superior a la angio-TAC. La panangiografía cerebral consiste en la inserción de un catéter en la arteria femoral o braquial, que se dirige hasta los vasos cerebrales y se inyecta medio de contraste con toma de imágenes secuenciales para observar su paso por los vasos sanguíneos (parenquimograma). El uso de catéter hace posible el objetivo terapéutico del procedimiento, por medio de colocación de stent o trombectomía aspirativa.

Los pacientes candidatos a terapia endovascular deben cumplir los siguientes criterios:

1. Rankin previo menor a 2.
2. Edad mayor a 18 años.
3. NIHSS mayor a 8.
4. ASPECTS mayor a 6.
5. Inicio de la intervención dentro de las primeras 6 horas de los síntomas.

La escala Thrombolysis in Cerebral Infarction (TICI) evalúa los hallazgos angiográficos después del tratamiento intraarterial. Califica la revascularización/reperfusión posterior al procedimiento . Los puntajes son:

0: sin flujo anterógrado

1: flujo que es posterior a la oclusión, pero sin reperfusión tisular.

2a: reperfusión tisular parcial en < 66% del territorio de la arteria ocluida

2b: reperfusión tisular completa del territorio de la arteria ocluida pero enlentecida respecto a la arteria homóloga contralateral

3: reperfusión tisular completa y sin retraso. Se ha demostrado una reducción significativa de la mortalidad en TICI 2b y 3, comparado con puntajes de TICI más bajos (12,8% versus 39,1%, respectivamente).

Por lo tanto, se considera un TICI 2b o 3 como un resultado angiográfico exitoso.7)

Tratamiento

Medidas generales y de soporte Se recomienda el soporte de la vía aérea y asistencia ventilatoria como parte del manejo en pacientes con ACV, que presenten alteración del estado de conciencia o disfunción bulbar que afecte la vía aérea (nivel I, clase C). [8]

Además, se recomienda lograr saturaciones de oxígeno mayores a 94%, aun si esto implica el uso de oxígeno suplementario (nivel I, clase C). La temperatura > 38 °C debe tratarse con antipiréticos (nivel I, clase C). La hiperglucemia persistente durante las primeras 24 horas posteriores a un ACV se asocia con un peor desenlace. Se recomiendan niveles de entre 140 y 180 mg/dL y evitar la hipoglucemia (nivel IIa), la cual debe tratarse cuando sea < 60 mg/dL (nivel I, clase C). Se deben usar antihipertensivos cuando las cifras de tensión arterial sean iguales o mayores a 220/120 mm Hg, sin descensos menores al 15% en las primeras 24 horas. Los pacientes candidatos a terapias de reperfusión deben mantener una presión arterial menor a 185/110 mm Hg (nivel I, clase B), y los pacientes que ya han sido llevados a terapia de reperfusión deben mantener una tensión menor a 180/105 mm Hg, durante las primeras 24 horas después del tratamiento. Terapia trombolítica Las terapias de reperfusión en ACV isquémico agudo son: Trombólisis intravenosa (IV). Trombólisis intraarterial (IA). Trombectomía mecánica. Ventanas de reperfusión para pacientes con ACV isquémico agudo: el tiempo de ventana para terapias de reperfusión se empieza a contar a partir de la "última vez que fue visto normal" o cuando un testigo lo cuantifica. Trombólisis IV con alteplase (tabla 3) Ventana estándar: 0-3 horas Ventana extendida: 3-4,5 horas [8]

Tabla 3 Indicaciones trombólisis IV con rtPA

Ventana de tres horas	
Indicación	**Grado de recomendación**
Diagnóstico de ACV isquémico como causa de un déficit neurológico cuantificable	IA
Inicio de los síntomas en < 3 horas	IA
Edad > 18 años (igualmente recomendado para > y < de 80 años)	IA
ACV isquémico severo (a pesar de > riesgo de transformación hemorrágica, existe beneficio)	IA
ACV menos (síntomas leves, pero discapacitantes)	IB

Ventana 3-4,5 horas	
Indicación	**Grado de recomendación**
Diagnóstico de ACV isquémico como causa de un déficit neurológico cuantificable	IB
Inicio de los síntomas en 3-4,5 horas	IB
Edad $\geq$ 18 años y $\leq$ 80 años	IB
Sin historia previa de DM y ACV previo	IB
NHSS $\leq$ 25 puntos	IB
No ingesta de anticoagulantes orales	IB
Imagen cerebral SIN evidencia de compromiso de > 1/3 del territorio de la ACM	IB
ACV menos (síntomas leves, pero discapacitantes)	IB

Fuente: Universitas Médica V.60 -No 3- Julio Septiembre 2019 pag 10.

Dentro de las contraindicaciones para la trombólisis IV con alteplasa se encuentran pacientes con tiempo de evolución indeterminado o con tiempo > 4,5 horas, evidencia de hemorragia intracraneal o evidencia de compromiso isquémico extenso y ya instaurado en la TAC cerebral simple. Así mismo, son contraindicación el haber presentado un ACV isquémico, trauma craneoencefálico severo o cirugía intracraneal/espinal en los últimos 3 meses, o punción arterial de vaso no compresible en los 7 días previos. El antecedente de neoplasia gastrointestinal (GI) o sangrado GI en los 21 días previos, o tener una malformación vascular intracraneal no rota, no tratada, se considera de alto riesgo y potencialmente peligroso. Dentro de los exámenes complementarios, es contraindicación tener más de 10 microsangrados en la RMcerebral, plaquetas < 100.000/mm3 , INR > 1,7, PTT > 40 s, PT > 15 s; también el tratamiento con heparinas de bajo peso molecular a dosis plena en las últimas 24 h, antiplaquetarios inhibidores de la glicoproteína IIb/IIIa, tratamiento con inhibidores directos de la trombina (Dabigatrán) o ihnibidores del factor Xa (Fondaparinux, Rivaroxabán, Apixabán), a menos que tengan pruebas de laboratorio normales o que la última dosis haya sido > 48 h con función renal normal, entre otras contraindicaciones relativas o absolutas, como lo son la sospecha de endocartitis infecciosa, disección aórtica o la presencia de un trombo cardiaco intracavitario o neoplasia cerebral intraaxial, por el riesgo de sangrado. Indicaciones de administración de alteplasa IV para ACV isquémico agudo en ventana. [9]

1. Calcular la dosis total de rtPA intravenoso a 0,9 mg/kg (máximo 90 mg de dosis total). Aplicar el 10% de la dosis en bolo en 1 minuto y el resto en infusión continua en 1 h.
2. Ingresar al paciente en unidad de cuidado intensivo o unidad de stroke para monitoreo.
3. Si el paciente desarrolla cefalea severa, náuseas, vómito, hipertensión aguda o empeoramiento del examen neurológico, se debe suspender la infusión y tomar urgente una TAC cerebral simple.
4. Medir la tensión arterial y realizar examen neurológico así:

a) Cada 15 min durante la infusión, y en las primeras 2 h posterior a esta.
b) Cada 30 min durante las siguientes 6 h.
c) Cada 60 min dentro de las primeras 24 h de tratamiento.

5. Incremente la frecuencia de medición de la TA si la TAS > 180 mm Hg o si la TAD > 105 mm Hg; administrar medicación antihipertensiva para

mantener la TA por debajo de estos niveles. [6] Se debe evitar el uso de sonda nasogástrica, sonda vesical o catéter de presión intraarterial si el paciente se puede manejar de forma segura sin ellos. [9]

7. Obtener una TAC cerebral simple de control o RM cerebral a las 24 h después de la terapia con alteplasa IV, y antes de iniciar anticoagulantes o antiplaquetarios. [9]

El angioedema orolingual es un efecto adverso al rTPA, alcanzando una incidencia del 1 al 5%. En caso de presentarse, inicialmente es fundamental asegurar la vía aérea. Si el edema se limita a los labios o la parte anterior de la lengua, la intubación orotraqueal (IOT) puede no ser necesaria; sin embargo, si el edema afecta la laringe, el paladar, el piso de la boca o la orofaringe, con rápida progresión (30 minutos), tiene alto riesgo de requerir IOT. Idealmente, debe hacerse en secuencia rápida con el paciente despierto. Puede requerirse intubación nasal; sin embargo, con riesgo de epistaxis postalteplasa IV. Debe suspenderse la infusión de alteplasa y de inhibidores de la enzima convertidora de angiotensina, en caso de que se estén administrando, así como iniciar manejo con metilprednisolona de 125 mg IV, difenhidramina de 50 mg IV o ranitidina de 50 mg IV. En caso de persistencia del angioedema, administre adrenalina (0,1%) 0,3 mL subcutáneo o 0,5 mL nebulizado. El Icatibant, un antagonista selectivo de los receptores de bradiquinina B2, se usa con éxito en casos de angioedema hereditario y asociado a inhibidores de la enzima convertidora de angiotensina; pero no está disponible en nuestro país. El sangrado intracerebral sintomático relacionado con la administración de alteplasa IV puede presentarse hasta en el 7% de los pacientes; y es mucho más baja la presentación (0,4-0,9%) cuando se usan trombolíticos con indicación diferente a la de ACV isquémico agudo. Aproximadamente, el 40% de estos pacientes hace expansión del hematoma, que lleva a una mortalidad de hasta el 61%, a 3 meses. En caso de existir sospecha de sangrado intracerebral, ya sea por alteración del estado de conciencia, nueva o mayor focalización neurológica, crisis convulsiva durante la infusión, entre otras, debe suspenderse la infusión de alteplasa y trasladar al paciente a toma de TAC cerebral simple de forma inmediata; realizar de manera paralela hemograma, PT, PTT, fibrinógeno y hemoclasificación. En caso de confirmarse el sangrado, se debe iniciar manejo con crioprecipitados de 10 unidades en infusión durante 10 a 30 min, con posibilidad de aplicación de dosis adicionales, en caso de que haya concentraciones de fibrinógeno por debajo de 200 mg/dL. Se continúa con infusión IV de 1 g de ácido tranexámico en 10 min. Debe ser valorado por hematología y neurocirugía para evaluar medidas adicionales y se debe brindar una terapia general de soporte, que incluye, entre otros, control de tensión arterial, temperatura y glucemia. Trombólisis intraarterial El tratamiento inicial con trombólisis intraarterial es benéfico para pacientes seleccionados con ACV isquémico mayor, < 6 h de duración, con oclusión de ACM (recomendación grado I). Trombectomía mecánica. Pacientes elegibles para trombólisis IV en ventana estándar o extendida deben recibir terapia endovascular si cumplen todos los siguientes criterios (recomendación IA): Escala Rankin modificada previa a ACV: mRS 0-1. Etiología de ACV: oclusión de arteria carótida interna (ACI) o ACM M1. Escala ≥ 18 años. Escala de NIHSS ≥ 6. ASPECTS ≥ 6. [10]

Tratamiento puede ser iniciado (tiempo aguja) en 6 horas desde el inicio de los síntomas. Desde los primeros estudios pivotales de trombolisis IV, IA y trombectomía mecánica, se conocen buenas tasas de recanalización con terapias solas y combinadas, como es el caso del Mechanical Embolus Removal in Cerebral Ischemia (MERCI 1), que mostró una recanalización exitosa (TICI 2-3) en el 43% de los pacientes, y en el 64% con alteplasa IV adicional. Así mismo, en el PENUMBRA (Penumbra System) y RECOST (Rescue, Combined, and Stand-Alone Thrombectomy in the Management of Large Vessel Occlusion Stroke Using the Solitaire Device) se alcanzaron tasas exitosas de recanalización (TICI 2-3) en el 81,6% y el 88% de los pacientes, respectivamente. Teniendo en cuenta los resultados de los estudios clínicos que emplean stents para la trombectomía mecánica (SWIFT, MR. CLEAN, EXTEND-IA, ESCAPE y REVASCAT), el 29 de junio de 2015 se publicó la actualización de las guías de manejo temprano de pacientes con ACV isquémico agudo con manejo endovascular de la AHA/ASA, concluyendo que la información obtenida en estos estudios permite una recomendación clase I, nivel de evidencia A para la trombectomía mecánica con stent, para un grupo seleccionado de pacientes. Manejo médico y prevención secundaria Antiplaquetarios Tanto en la guía de STROKE 2018 como en la guía de práctica clínica colombiana se recomienda la administración de antiagregantes plaquetarios para el manejo del ACV isquémico agudo como prevención secundaria. Se debe iniciar esta terapia dentro de las primeras 24-48 h de iniciados los síntomas; no obstante, en pacientes que recibieron manejo trombolítico con alteplasa se sugiere esperar 24 h antes de iniciar la terapia antiagregante, aunque es importante evaluar cada caso de manera individual teniendo en cuenta los riesgos y beneficios para iniciar la terapia en el momento más oportuno. [11]

En cuanto a la antiagregación dual, no hay suficiente evidencia para recomendar su uso rutinario para el tratamiento de pacientes con ACV que no tengan indicación específica para tal. Estatinas En un metaanálisis de 42 estudios y más de 82.000 pacientes se encontró que el uso de estatinas reduce la incidencia de ACV en hasta el 41% con atorvastatina. Se cree que esto es secundario a la reducción de los niveles séricos de colesterol de baja densidad (LDL) y a los efectos pleiotrópicos de las estatinas, que incluyen efectos antinflamatorios, antioxidantes y neuroprotectores. En el estudio SPARCL se demostró que el tratamiento con 80 mg de atorvastatina al día reducía el riesgo de ACV en pacientes sin enfermedad coronaria conocida y LDL entre 100 y 190 mg/dL, quienes hubieran tenido un ACV o ataque isquémico agudo (AIT) reciente. Si no existe contraindicación, se iniciará atorvastatina 80 mg/día dentro de las primeras 24 a 48 h después del ACV. Anticoagulación Tanto la guía de STROKE 2018 como la guía de práctica clínica colombiana no recomiendan el uso urgente de anticoagulantes con el objetivo de prevenir recurrencia de ACV, evitar deterioro neurológico o mejorar los desenlaces después de un ACV, ya que no hay evidencia que demuestre que la anticoagulación inmediata se asocie con mayor funcionalidad o disminución de futuros ACV; por el contrario, sí existe un riesgo aumentado de hemorragias intra- o extracraneales que pueden poner en riesgo la vida del paciente. [12]

BIBLIOGRAFÍA

1.Moreno D, Santamaría D, Ludeña, Barco A, Vásquez D, Santibáñez R, Enfermedad Cerebrovascular en el Ecuador: Análisis de los Últimos 25 Años de Mortalidad, Realidad Actual y Recomendaciones, Revista Ecuatoriana de Neurologia.2016;25:1-3.

2.Mena J, Bizabal F, Cacho B, Aquilino R, et al (eds). Manual de terapéutica y procedimeintos de urgencias, 7ma edición. Mexico: McGraw-Hill, 1989:2016.

3.Fauci As, Braunwald E, Kasper Dl, Haouser Dl, Longo Dl,et al (eds).Harrison. Principios de Medicina Interna, 19ª edición. Londres: McGraw-Hill, 1958:2016.

4.Elias A. Giraldo , MD, MS, California University of Science and Medicine School of Medicine, ultima modificación del contenido mar. 2017

5.Figuero J, Greghy T, Bacaluzzi T, Tratamiento actual del ACV isquémico (ACV) agudo. Univ Méd (Bogotá). 2016;49(4):467-98.

6.Mikulik R, Wahlgren N. Treatmentof acute stroke: an update. J InternMed. 2015;278:145-65

7.Enjamin EJ, Blaha MJ, ChiuveSE, Cushman M. Heart disease andstroke statistics-2017 update: a reportfrom the American Heart Association.Circulation. 2017;135:146-603

8.Lin MP, Liebeskind DS. Imagingof ischemic stroke. Continuum (NY). 2016;22:1399-423.

9.Arauz A, Ruiz-Franco A.Enfermedad vascular cerebral. Rev FacMed (Méx.). 2012;55(3):11-21.

10.Maldonado N, Kazmi S, SuárezJ. Update in the management ofacute ischemic stroke. Crit Care Clin.2014;30:673-97.

11.Alexandru R, Terecoasă EO, TiuC. Etiologic classification of ischemicstroke: Where do we stand? ClinNeurol Neurosurg. 2017;159:93-106.

12.Olina-Seguin J, Vena AB,Colàs-Campàs L, Benalbdelhak I,Purroy F. Revisión sistemática de lascaracterísticas y pronóstico de lossujetos que sufren un ictus criptogénicono lacunar de mecanismo embólico.Neurología. 2018;66:325-30.

CAPÍTULO 3

ABDOMEN AGUDO QUIRÚRGICO

Johanna Katherine Aguilar Gutiérrez

Introducción

El dolor abdominal es una causa frecuente de consulta en los servicios de urgencias, y compete a todo médico conocer a fondo sus características para determinar rápidamente la conducta que se debe seguir, dado que de su oportuna decisión puede depender el desenlace del paciente. El dolor abdominal es una causa frecuente de consulta y es muy importante que todo médico, y en particular el médico general, detecte durante la evaluación inicial los pacientes que requieren evaluación prioritaria por el cirujano general por presentar abdomen agudo quirúrgico.

Con el paciente anciano, el personal de salud se enfrenta a algunas barreras como las dificultades en la comunicación y el tiempo que requiere su atención ([1-2-3]) y, al ser las emergencias quirúrgicas abdominales más frecuentes en el anciano, el médico general debe tener un umbral más bajo para solicitar valoración por el cirujano general en estos pacientes. [4]

En los ancianos con abdomen agudo, la presentación clínica más frecuente sigue siendo la forma clásica (aparición aguda, existencia de dolor, náuseas, vómitos, alteraciones del ritmo intestinal, repercusión del estado general), por lo que la sistemática que suele aplicarse en la anamnesis, exploración y diagnóstico resulta adecuada. Sin embargo, la enfermedad se presenta de forma atípica con mayor frecuencia, que en otras edades, mostrando una serie de características que no son comunes en otros grupos de edad (cuadro confusional agudo, deterioro del estado general). Todo esto conlleva una menor exactitud diagnóstica, un retraso en el diagnóstico etiológico y, por consiguiente, una tórpida evolución clínica en gran número de pacientes. Su diagnóstico diferencial incluye gran variedad de procesos intra y extra abdominales y puede corresponder tanto a procesos médico-quirúrgicos graves, como a situaciones menos serias. [5]

Como en cualquier grupo de edad, el pronóstico de abdomen agudo dependerá en gran medida del tiempo que sea necesario para identificarlo, descubrir la causa responsable y poder tratar al paciente de la forma más adecuada y específica posible. Obviamente, la valoración del abdomen agudo en los ancianos requiere más tiempo y probablemente sean necesarias más pruebas complementarias que en otros sujetos más jóvenes. En este grupo de edad, la intervención quirúrgica precoz puede tener mayor trascendencia. [6]

Definición

El término "abdomen agudo" designa cualquier trastorno no traumático espontáneo, súbito, cuya manifestación principal tiene lugar en el área abdominal y requiere intervención quirúrgica de urgencia. es un síndrome de origen múltiple, caracterizado por dolor abdominal intenso y compromiso del estado general del paciente, que se asocia por lo general a manifestaciones de compromiso peritoneal, que hace considerar la posibilidad de una acción terapéutica de emergencia, por el riesgo inminente para la vida del paciente. El síndrome del abdomen agudo a veces puede tener una importancia vital en un enfermo que presenta hemorragia, mientras que en otros casos unas cuantas horas de observación puede ser una ventaja, aun siguiendo presente la indicación quirúrgica. (Dado que con frecuencia hay un problema intraabdominal progresivo de base, la demora indebida en el diagnóstico y el tratamiento afecta de manera adversa el resultado de la intervención médica. [7]) Constituye un motivo frecuente de consulta en la práctica médica habitual y su manejo exige mucha experiencia y capacidad de juicio, ya que el más catastrófico de los fenómenos puede ir precedido de unos síntomas y signos muy sutiles.

El procedimiento a seguir en casos de abdomen agudo debe ser ordenado e integral. Se ha de sospechar que una persona padece este trastorno incluso cuando sólo sufra molestias leves o atípicas. La historia clínica y la auscultación física deben orientar al clínico en cuanto a las posibles causas y la elección de estudios diagnósticos iniciales; luego, el médico decidirá si resulta adecuada la observación hospitalaria, si requiere estudios adicionales, si está indicada la operación inmediata o si será más benéfico el tratamiento no quirúrgico. [7]

Epidemiología

En el Ecuador el abdomen agudo representa un 25,33% de todos los motivos de consulta en emergencia, El porcentaje de egresos hospitalarios por abdomen agudo 5 traumático en la provincia de Loja es del 18% y de abdomen agudo no traumático es aproximadamente del 44,18%. En la provincia de Zamora el porcentaje de abdomen traumático es del 20% y de abdomen no traumático 48,08% mientras que en El Oro el porcentaje de abdomen traumático es del 37,16% y de abdomen no traumático 40,02%. [8]

En Estados Unidos de América (EUA), se estima que más de siete millones de pacientes acuden al servicio de urgencias por dolor abdominal; esto representa el 6.5% de todas las consultas que se tienen en el servicio de urgencias. En México, comprende aproximadamente el 30% del total de las consultas de urgencias y constituye entre el 13 y 40% de todas las emergencias posiblemente quirúrgicas, cuando se trata de dolor abdominal agudo no específico. [9]

La causa más común de dolor abdominal agudo es el dolor abdominal inespecífico (24 - 44,3% de las poblaciones de estudio), seguido de apendicitis aguda (15,9 - 28,1%), enfermedad biliar aguda (2,9 - 9,7%) y obstrucción intestinal o diverticulitis en pacientes ancianos. La apendicitis aguda representa la causa de intervención quirúrgica en dos tercios de los niños con abdomen agudo. [10]

La apendicitis aguda se presenta con mayor frecuencia entre los 20 y 30 años. Existen reportes de una incidencia mayores a 200 casos por cada 100.000 habitantes por año, con una relación hombre/mujer de 1,4:1. Una persona tendrá durante toda su vida un riesgo de padecer apendicitis del 8,6% en el caso de los varones; y las mujeres tendrán un riesgo global del 6,7%. [11]

En los últimos años se ha evidenciado una disminución en la frecuencia de apendicitis en los países occidentales, posiblemente relacionado a los cambios en la ingesta de fibra dietética. Se ha asociado una mayor incidencia de apendicitis en poblaciones con baja ingesta de fibra. [12]

En un estudio realizado en México en el año 2015, se realizó una cohorte en pacientes operados por diagnóstico de abdomen agudo quirúrgico en el Hospital Regional de Culiacán del ISSSTE, en el periodo de septiembre de 2015 a enero de 2016. La muestra consistió en un total de 56 pacientes, 24 de género femenino (42.9%) y 32 (57.1%) masculino, con edad entre los 18 y los 89 años, con un promedio de 49.1 ± 20.3 años.

Las causas más frecuentes de abdomen agudo quirúrgico fueron apendicitis aguda, en 35 pacientes (62.5%), y patología biliar, en 13 (23.3%).

La mayoría de los diagnósticos iniciales fueron de apendicitis aguda, 22 (39.3%), seguida de piocolecisto, con nueve (16.1%) de casos. De los 35 casos con diagnóstico final de apendicitis, 20 tuvieron diagnóstico inicial de apendicitis aguda (57.1%) y otros ocho, diferentes diagnósticos iniciales. De los 56 pacientes, en 23 (41.1%), IC 95%: (28.1, 55.0), se observó cambio en el diagnóstico; es decir, diagnóstico inicial erróneo. Del total de los 23 casos de cambio en el diagnóstico, los más frecuentes fueron cuatro casos de gastroenteritis (que en realidad fueron apendicitis), tres diagnósticos de intestino irritable (fueron, al final, apendicitis) y tres de litiasis ureteral (también con diagnóstico final de apendicitis). [13]

Las causas más frecuentes de abdomen agudo quirúrgico fueron apendicitis aguda, en 35 pacientes (62.5%), y patología biliar, en 13 (23.3%).

La mayoría de los diagnósticos iniciales fueron de apendicitis aguda, 22 (39.3%), seguida de piocolecisto, con nueve (16.1%) de casos. De los 35 casos con diagnóstico final de apendicitis, 20 tuvieron diagnóstico inicial de apendicitis aguda (57.1%) y otros ocho, diferentes diagnósticos iniciales. De los 56 pacientes, en 23 (41.1%), IC 95%: (28.1, 55.0), se observó cambio en el diagnóstico; es decir, diagnóstico inicial erróneo. Del total de los 23 casos de cambio en el diagnóstico, los más frecuentes fueron cuatro casos de gastroenteritis (que en realidad fueron apendicitis), tres diagnósticos de intestino irritable (fueron, al final, apendicitis) y tres de litiasis ureteral (también con diagnóstico final de apendicitis). [9]

Fisiopatología

El dolor visceral se origina en las vísceras abdominales, que están inervadas por fibras nerviosas autónomas y responden, principalmente, a sensaciones de distensión y contracción muscular, no a cortes, roturas ni irritación local.

Las vías aferentes viscerales y los nervios simpáticos receptan y transmiten el estímulo a las astas dorsales de las médula espinal hasta llegar a los centros nerviosos superiores. [13]

Por lo general, el dolor visceral es vago, sordo y provoca náuseas. Se caracteriza por ser intenso, se presenta de manera brusca, con una localización exacta del sitio afecto; lo exacerban los movimientos y mejora con el reposo. [13-14]

Está mal localizado y tiende a percibirse en zonas correspondientes al origen embrionario de la estructura afectada. Las estructuras derivadas del intestino anterior (estómago, duodeno, hígado y páncreas) causan dolor abdominal superior. Las derivadas del intestino medio (intestino delgado, colon proximal y apéndice) causan dolor periumbilical. Las estructuras derivadas del intestino posterior (colon distal y aparato urogenital) causan dolor abdominal inferior.

El dolor somático se origina en el peritoneo parietal, que está inervado por nervios somáticos y responde a una irritación debida a procesos infecciosos, químicos u otros procesos inflamatorios. El dolor somático es agudo y bien localizado.

El dolor referido se percibe lejos de su origen y se debe a la convergencia de fibras nerviosas en la médula espinal. Los ejemplos comunes de dolor referido son el escapular causado por un cólico biliar, el inguinal causado por un cólico renal y la omalgia secundaria a sangre o infección que irrita el diafragma. [15]

Peritonitis

La peritonitis es la inflamación de la cavidad peritoneal. La causa más grave es la perforación del tubo digestivo, que provoca una inflamación química inmediata seguida de una infección por microorganismos intestinales. Asimismo, la peritonitis puede deberse a cualquier trastorno abdominal que cause inflamación pronunciada (.apendicitis, diverticulitis, obstrucción intestinal con estrangulación,De los 56 pacientes, en 23 (41.1%), IC 95%: (28.1, 55.0), se observó cambio en el diagnóstico; es decir, diagnóstico inicial erróneo.

Del total de los 23 casos de cambio en el diagnóstico, los más frecuentes fueron cuatro casos de gastroenteritis (que en realidad fueron apendicitis), tres diagnósticos de intestino irritable (fueron, al final, apendicitis) y tres de litiasis ureteral (también con diagnóstico final de apendicitis)., De los 56 pacientes, en 23 (41.1%), IC 95%: (28.1, 55.0), se observó cambio en el diagnóstico; es decir, diagnóstico inicial erróneo. Del total de los 23 casos de cambio en el diagnóstico, los más frecuentes fueron cuatro casos de gastroenteritis (que en realidad fueron apendicitis), tres diagnósticos de intestino irritable (fueron, al final, apendicitis) y tres de litiasis ureteral (también con diagnóstico final de apendicitis).). La sangre intraperitoneal de cualquier origen (rotura de un aneurisma, traumatismos, cirugía, embarazo ectópico) es irritante y causa peritonitis. El bario provoca plastrones y peritonitis grave y nunca debe administrarse a un paciente en quien se sospecha una perforación del tubo digestivo. En cambio, se pueden utilizar en forma segura agentes de contraste hidrosolubles. Las derivaciones peritoneosistémicas, los drenajes y los catéteres de diálisis en la cavidad peritoneal predisponen al paciente a peritonitis infecciosa, así como el líquido ascítico.

Rara vez, sobreviene una peritonitis bacteriana espontánea, en la que la cavidad peritoneal es infectada por bacterias de transmisión hematógena. La peritonitis bacteriana espontánea ocurre principalmente en pacientes con cirrosis y ascitis.

La peritonitis causa desplazamiento de líquido hacia la cavidad peritoneal y el intestino, lo que causa deshidratación y alteraciones electrolíticas graves. Rápidamente puede aparecer un síndrome de dificultad respiratoria del adulto. y luego una insuficiencia renal, una insuficiencia hepática y una coagulación intravascular diseminada. La cara del paciente adquiere el aspecto típico similar a una máscara de la facies hipocrática. La muerte se produce en cuestión de días.

El dolor abdominal, síntoma cardinal del abdomen agudo, es de tres tipos: visceral, somático y referido.

• El dolor visceral se origina por estímulo del peritoneo visceral a través de sus receptores y es transmitido por vía simpática a las astas dorsales de la médula y de allí a los centros nerviosos superiores. Se produce por

- estiramiento o contracción de una víscera hueca, por distensión de la cápsula de un órgano macizo, por isquemia o por inflamación. Es sordo, mal localizado y puede ser percibido en el abdomen a distancia de la víscera afectada.

- El dolor somático, es originado por estímulo del peritoneo parietal, la raíz del mesenterio y la pared abdominal, y las fibras somáticas de los nervios espinales lo transportan hacia la médula. Se localiza en el sitio de la lesión, es intenso, de aparición brusca, y se agudiza con los movimientos.

- El dolor referido se origina en estructuras viscerales y musculares, es conducido por axones propioceptivos y termina en el asta dorsal; allí también convergen los estímulos conducidos por los axones somáticos aferentes de la piel. El cerebro no discrimina cuál axón ingresa el estímulo y proyecta la sensación a la piel. [15]

Cuadro clínico
Síntomas
Dolor abdominal

- Es la manifestación más importante y frecuente de este síndrome. Comienza generalmente en el sitio donde aparece el problema y después se hace difuso. De aparición reciente, brusco o insidioso, de intensidad creciente, continuo o intermitente, con o sin irradiación más o menos característica como cuando es hacia el hombro, recto o vejiga. Manifestaciones gastrointestinales.

- - Las náuseas y vómitos cuando el cuadro no es oclusivo mecánico, se presentan al inicio y son de carácter reflejo. Puede aparecer anorexia, que junto a la constipación son mecanismos de defensa. La constipación se produce como consecuencia de instalarse un íleo paralítico reflejo que trata de evitar la diseminación del proceso. También pueden aparecer diarreas, de forma ocasional. [16]

Una historia clínica adecuada y una detallada exploración física del adulto mayor con abdomen agudo, benefician el procedimiento terapéutico que la mayoría de los casos requieren un tratamiento quirúrgico, disminuyendo así el riesgo de complicaciones. Si aún no está claro el posible diagnóstico nos ayudamos de los correctos exámenes complementarios (laboratorio, imágenes) que nos ayudan a verificar o a descartar nuestro diagnóstico de inicio.[15] Debemos tomar en cuenta que en este tipo de pacientes el cuadro lo pueden precipitar o puede estar acompañado de múltiples enfermedades de base como la diabetes mellitus, la hipertensión arterial, que se presentan con mayor frecuencia u otras que aunque se presenten con menos frecuencia no están exentas de agravar el cuadro. [16]

Signos

Los signos locales abdominales son muy numerosos y serán motivo de explicación en cada uno de los síndromes específicos. No obstante, los más frecuentes son los que se exponen en la diapositiva. La distensión abdominal es característica en la oclusión intestinal mecánica baja y en el íleo paralítico. El dolor a la palpación es muy frecuente y está presente en casi todos los pacientes. La contractura es el signo capital de las peritonitis. El dolor a la descompresión brusca o de "rebote", es conjuntamente con el dolor al toser y el dolor a la percusión, evidencia de irritación peritoneal. La alteración de los movimientos peristálticos puede ser por exageración como ocurre en la oclusión mecánica simple o por disminución como en la oclusión paralítica por irritación peritoneal. Los exámenes vaginal y rectal permiten el acceso directo al peritoneo pélvico, siendo de gran valor para el diagnóstico.

Diagnóstico

Para establecer un rápido y preciso diagnóstico es importante una minuciosa historia clínica y un cuidadoso examen físico general. [18]

Deberán seleccionarse en base a los datos obtenidos del interrogatorio, el examen físico y los medios disponibles en cada institución, los cuales pueden ser:

Laboratorio: hemograma, coagulograma, ionograma, amilasemia, hepatograma, glucemia, test de embarazo, orina completa.

Radiológicos: Rx de abdomen simple de pié, Rx, de tórax, Ecografía y tomografía si la institución dispone de ella. Como se dijo anteriormente, tratar cada una de las diferentes patologías que corresponden al abdomen agudo médico escapa a los objetivos de este capítulo, existe una gran variedad de bibliografía referida al tema que puede ser consultada, por lo que pasaremos a desarrollar abdomen agudo quirúrgico.[17]

Al realizar el examen físico debe ser meticuloso y evaluar ciertas situaciones que nos hacen sospechar que estamos frente a un trauma cerrado como una alteración del estado de conciencia, paciente en estado etílico o uso de estupefacientes; alteración en el equilibrio ácido base, si refiere dolor abdominal, golpe directo o lesiones en regiones cercanas, lesiones causadas por el cinturón de seguridad, alteración en los exámenes de laboratorio: hematocrito bajo y alteración en las enzimas hepáticas. [19]

Dentro del diagnóstico diferencial se deben investigar aquellas afecciones que contribuyen al dolor abdominal agudo simulando un cuadro apendicular

Condiciones quirúrgicas:
- Obstrucción intestinal (por ejemplo, obstrucción del intestino delgado u obstrucción del intestino grueso)
- Vólvulo de sigma Colecistitis aguda
- Úlcera péptica perforada
- Diverticulitis colónica
- Diverticulitis de Meckel
- Hematoma de la vaina del recto
- Abscesos del músculo psoas. [20]

Tratamiento
Patología Biliar
Es la causa más frecuente de dolor abdominal quirúrgico, siendo la colelitiasis la más frecuente en pacientes mayores de 70 años. Del 30 al 45 % de los pacientes con colangitis presentan la triada de Charcot, en las patologías biliares graves la sintomatología suele estar ausente, el estudio de imagen de elección es la ecografía abdominal.[21-22] El tratamiento es quirúrgico si el caso amerita, hasta dicha resolución se realiza una corrección de volumen y antibioticoterapia. [21]

Apendicitis
Debido a la pobre sintomatología en este grupo etario es muy común la perforación, se diagnostica la apendicitis de forma tardía porque los pacientes acuden a consulta a los 3 – 5 días o incluso 1 semana después de la presentación del cuadro. Signos o síntomas como anorexia, fiebre, leucocitosis o irritación peritoneal. El estudio de imagen de elección es la

tomografía de abdomen y pelvis. El tratamiento es netamente quirúrgico. [23]

Obstructivas

Es la segunda causa más frecuente de las consultas geriátricas que corresponden a abdomen agudo quirúrgico.

Obstrucción de Intestino Delgado

Es el sitio que con mayor frecuencia se presentan las obstrucciones; las principales causas son adherencias o bridas, hernias externas o internas y masas ocupando algún lugar del intestino delgado.[24] El cuadro clínico se caracteriza por el típico dolor abdominal, distensión abdominal (meteorismo), acompañado de náuseas, vómitos, diarrea o constipación.

El tratamiento es quirúrgico, pero hasta esta resolución se trata al paciente reponiendo volumen, sonda nasogástrica para descomprimir, antibioticoterapia.[23]

Obstrucción de Intestino Grueso

Es una de las causas menos frecuente que causa obstrucción en el intestino grueso. El cuadro clínico se caracteriza por dolor y distensión abdominal, constipación y vómitos. La radiografía simple de abdomen ayuda al diagnóstico pero el examen de elección es la tomografía.[25]

El vólvulos que se presenta con mayor frecuencia es el de sigmoides, el menos frecuente es el cecal con un alto índice de perforación requieren resolución quirúrgica de inmediato. [27-28]

1. Jones RS, Claridge J. Abdomen agudo. En: Townsend C, Beauchamp RD, Evers BM, editores. Sabiston, Tratado de cirugía. 17a edición. Génova, Madrid: Editorial Elsevier Iberoamericana; 2004. p. 1221-38.
2. Kamin RA, Nowicki TA, Courtney DS, Powers RD. Pearls and pitfalls in the emergency department evaluation of abdominal pain. Emerg Med Clin North Am. 2003;21:61-72.
3. Graff LG, Robinson D. Abdominal pain and emergency department evaluation. Emerg Med Clin North Am. 2001;19:123-36.
4. Parra G, Marulanda F, Santacoloma M, Osorio M, Chacón J. Dolor abdominal agudo en el anciano en el Hospital de Caldas. Rev Colomb Gastroenterol. 2003;18:146-52.
5. Kay L. Prevalence, incidence and prognosis of gastrointestinal symptoms in a random sample of an eldery population. Age Ageing 1944; 23: 146-9.
6. Shabbir J, Ridgway PF, Lynch K. Administration of analgesia for acute abdominal pain suffering in the emergency setting. Eur J Emerg Med 2004; 11 (6): 306-12.
7. Gerard M. Doherty. Diagnóstico y tratamientos quirúrgicos, 13e. Capítulo 21: Abdomen agudo. 2011, disponible en: http://accessmedicina.mhmedical.com/content.aspx?bookid=1478§ionid=102879925
8. INEC. (2013). Investigaciones Estadísticas. Instituto Nacional de Estadística y Censos.
9. Cir. gen vol.39 no.4 Abdomen agudo quirúrgico: un reto diagnóstico. México oct./dic. 2017 disponible en : http://www.scielo.org.mx/scielo.php?script=sci_arttext&pid=S1405-00992017000400203
10. R T Grundmann 1, M Petersen, H Lippert, F Meyer. [The acute (surgical) abdomen - epidemiology, diagnosis and general principles of management]. 2010 Jun;48(6):696-706. doi: 10.1055/s-0029-1245303. Epub 2010 Jun 1. disponible en: https://pubmed.ncbi.nlm.nih.gov/20517808/
11. Martin RF. Acute appendicitis in adults: Clinical manifestations and differential diagnosis. [Online].; 2016 [cited 2016 Mayo 2. Available from: www.uptodate.com.
12. Craig S, Brenner BE. Medscape. [Online].; 2016 [cited 2016 Mayo 1. Available from: www.medscape.com.
13. Mayo Ossorio MA, Pacheco García JM, Vázquez Gallego JM. Abdomen agudo. Elsevier. 2016;12(7):363–79.
14. Mayo Ossorio MA, Pacheco García JM, Vázquez Gallego JM. Abdomen agudo. Elsevier. 2016;12(7):363–79. 8. Garc C, Mar R, Padilla L, Amparo E, Garc F. DOLOR ABDOMINAL AGUDO . doctor ? :1–12.
15. Parswa Ansari , MD, Dolor abdominal agudo. Hofstra Northwell-Lenox Hill Hospital, New York.dic 2018. disponible en: https://www.msdmanuals.com/es-ar/professional/trastornos-gastrointestinales/abdomen-agudo-y-gastroenterolog%C3%ADa-quir%C3%BArgica/dolor-abdominal-agudo
16. C. Martha Larrea Fabra, Arturo Dubé Barrero, C. Gerardo de la Llera Domínguez. Hospital Universitario General Calixto Garcia Habana, Cuba. disponible en: http://www.sld.cu/galerias/pdf/uvs/cirured/supercursoabdomenagudo1.pdf
17. Colmedsa. Abdomen agudo. disponible en: http://www.colmedsa.com.ar/files/Abdomen-Agudo.pdf

18. Porras JQ. Cirugía General Abdomen Agudo En. 2016;(618):101–3.

19. Anamaría Pacheco F. Trauma de abdomen. Rev Médica Clínica Las Condes. 2011;22(5):623–30.

20. Assar A. Rather MFEJvZMAEM. Appendicitis in adolescents and adults. [Online].; 2016 [cited 2016 Mayo. Available from: www.dynamed.com

21. Millán Gallizo G, Navarro Gonzalo A, Palacios Fanlo MJ, Allué Cabañuz M. Acute abdomen in an elderly patient. Cir Esp. 2017;95(3):2018.

22. Garc C, Mar R, Padilla L, Amparo E, Garc F. DOLOR ABDOMINAL AGUDO . doctor ? :1–12.

23. Treuer R. Dolor Abdominal Agudo En El Adulto Mayor. Rev Médica Clínica Las Condes. 2017;28(2):282–90

24.OCAMPO CHAPARRO JM, GONZÁLEZ HADAD A. Abdomen agudo en el anciano. Rev Colomb Cirugía. 2016;21(4):266–82.

25. Mayo Ossorio MA, Pacheco García JM, Vázquez Gallego JM. Abdomen agudo. Elsevier. 2016;12(7):363–79.

26. García-valenzuela SE, Bonilla-catalán PV, Quintero-garcía B, Trujillobracamontes FS, Ríos-beltrán JC, Sánchez-cuén JA, et

27. Garc C, Mar R, Padilla L, Amparo E, Garc F. DOLOR ABDOMINAL AGUDO . doctor ? :1–12.

CAPÍTULO 4

PANCREATITIS AGUDA
Carlos Enrique Ortega Espinoza

Definición

La pancreatitis aguda es una patología abdominal de una incidencia importante que conlleva disfunción de múltiples órganos. Por lo tanto, su tratamiento debe realizarse de acuerdo con los principios de la medicina de emergencia.[1]

La PA define por dos de los tres elementos característicos siguientes: [1] dolor abdominal compatible con pancreatitis aguda (inicio agudo de un dolor epigástrico persistente e intenso que a menudo se irradia a la espalda); [2] actividad de la lipasa sérica (o actividad de amilasa) al menos tres veces mayor que el límite superior de lo normal ; y [3] hallazgos característicos de pancreatitis aguda en la tomografía computarizada con contraste y con menos frecuencia en la resonancia magnética (MRI) o en la ecografía transabdominal, estos en estricto apego a los criterios de Atlanta establecidos en 1992 y revisados en el año 2012. [2]

En función de su gravedad se la puede definir en tres grupos, lo cual ayuda a definir el lugar de atención dentro de una unidad médica, la posibilidad de transferencia a un mayor nivel de atención o la estrecha vigilancia por especialistas en el caso de posibles complicaciones locales o sistémicas.

La pancreatitis aguda puede subdividirse en dos tipos; edematosa intersticial y en pancreatitis necrotizante, pero en base a su severidad se documenta con tres grados, así la clasificación actual define tres grados, pancreatitis aguda leve, pancreatitis aguda moderadamente grave y pancreatitis aguda grave, diferenciado estas dos últimas por la presencia de una insuficiencia orgánica transitoria o persistente.[2]

Se define insuficiencia orgánica transitoria como la insuficiencia que dura menos de 48 horas luego de iniciado el tratamiento, así establecemos insuficiencia orgánica persistente la que dura más de 48 horas de iniciado el tratamiento.

Comparación de la definición de Atlanta, criterios 1993 y revisión 2013

Criterios 1993	Revisión 2013
- Pancreatitis aguda leve	*- Pancreatitis aguda leve*
Ausencia de falla orgánica Ausencia de complicaciones locales	Ausencia de falla orgánica Ausencia de complicaciones locales
- Pancreatitis aguda severa	*- Pancreatitis aguda moderadamente severa*
Complicaciones locales y/o falla organica Sangrado gastrointestinal mayor a 500 cc/24 horas Choque – presión arterial sistólica menor 90 mmHg	Falla orgánica menor a 48 horas y/o Complicaciones locales
	-Pancreatitis aguda severa
Pao2 menor de 60% Creatinina mayor de 2 mg/dl	Falla orgánica persistente mayor de 48 horas

Tomado de American college of gastroenterolgy guideline: Management of acute pancreatitis

Epidemiología

La presentación clínica de la (PA) es muy heterogéneo y existe un riesgo de progresión a insuficiencia orgánica persistente temprano en el curso de un cuadro grave.

La incidencia de pancreatitis aguda se ha incrementado en todo el mundo y es una de las principales causas gastrointestinales de admisión hospitalaria. La incidencia en Escocía, EE UU y Finlandia son de 41,9, 49,3 y 46,6 por 100.000 habitantes, respectivamente. En Hong Kong y Europa, más pacientes tienden a tener pancreatitis por cálculos biliares, mientras que la pancreatitis alcohólica es más común en Norteamérica. El la India el alcohol y los cálculos biliares fueron las causas más comunes. [3]

Otras literaturas documentan que la PA es el diagnóstico número uno de ingreso hospitalario de origen gastrointestinal y ocupa el puesto 21 en la lista de todos los diagnósticos que requieren hospitalización. La incidencia de pancreatitis aguda varía de 13 a 45 / 100.000 con igual afinidad para cada género (aunque con diferentes etiologías). La PA secundaria al alcohol es más común en los hombres, mientras que la pancreatitis por cálculos biliares es más común en las mujeres y parece afectar de manera desproporcionada a los afroamericanos por razones poco claras.[4]

Es posible identificar la etiología de la PA en alrededor del 80% de los casos y el 20% es clasificado como AP idiopático (Grupo de Trabajo de la Sociedad Británica de Gastroenterología et al., 2005)

Fisiopatologia

La etiología y patogenia de la PA se ha investigado durante muchos años, pero las múltiples teorías son controvertidas.

Las teorías más importantes sobre la patogenia de la pancreatitis aguda incluyen la teoría de la vía común del conducto biliar-pancreático, la teoría de la autodigestión pancreática, la teoría de la migración de los cálculos biliares, la teoría de la activación enzimática, la teoría de la activación del sistema de cinina y del complemento, la teoría de la alteración de la microcirculación, la teoría de la activación excesiva de leucocitos, la apoptosis de las células acinares pancreáticas y teoría de la necrosis, todos los cuales aún son controvertidas y explican específicos tipos de PA o partes específicas del proceso fisiopatologico. [5]

Las teorías más estudiadas y más importantes de la pancreatitis biliar aguda son la teoría de la vía común y la teoría de la migración de cálculos biliares, que consienten que el factor clave para la pancreatitis biliar aguda es la obstrucción del conducto biliar-pancreático, que aumenta la presión del conducto pancreático, el reflujo biliar, la activación de tripsina y la autodigestión pancreática.

En la actualidad se considera a la PA como una enfermedad con efectos sistémicos similares a los cuadros de quemaduras, politraumatismos o sepsis, por lo tanto investigaciones en dichas patologías pueden aplicar en la PA.

En la fase inicial de la PA ocurre activación prematura de proteasas pancreáticas que como resultado conduce a la rotura de las células acinares que conlleva a que las enzimas activadas escapen hacia el intersticio del páncreas y causan autodigestión pancreática. A este daño pancreático le sigue la activación de células inflamatorias locales y varias citocinas inflamatorias que conducen a un discontrol local que da como resultado una activación incontrolada y excesiva de células inflamatorias, esta respuesta se define como síndrome de respuesta inflamatoria sistémica.

Luego, las citocinas proinflamatorias, el factor de necrosis tumoral α (TNF-α) y la interleucina-1β (IL-1β) se liberan a través de la vena porta y el drenaje del líquido linfático a la circulación general, esto potencia las proteínas de fase aguda (es decir, proteína C reactiva y procalcitonina) en el hígado mediante estímulo de IL-6 que conlleva a una mayor filtración de las venas capilares que desencadena la migración de leucocitos a los tejidos y así promover la activación de las cascadas de coagulación. Los neutrófilos y monocitos circulantes se activan, como lo demuestra el aumento de la expresión de moléculas de adhesión (por ejemplo, CD11b), y liberan sus enzimas proteolíticas y radicales de oxígeno, que dañan las células endoteliales vasculares y las células del parénquima de órganos. Cantidades aumentadas de líquido tisular junto con una microcirculación deteriorada conducen a la falta de oxígeno, lo que resulta en una disfunción de órganos vitales y, en última instancia, en insuficiencia orgánica.

La IL-10 y la IL-6 se pueden medir mediante un inmunoensayo quimioluminiscente que podría estar disponible las 24 horas en la unidad de emergencia del hospital.

La activación de la coagulación sistémica da como resultado trombosis en vasos pequeños y medianos en muchos órganos, lo que resulta en coagulación intravascular diseminada (CID), que conduce a una disminución de la circulación sanguínea de los órganos y falla orgánica. En la CID, el consumo de plaquetas aumenta, lo que da lugar a trombocitopenia, que es un signo común de PA grave. Se ha demostrado que el nivel de dímero D es alto en la PA grave y sirve como marcador de CID.

Cuadro Clínico

La presentación de la PA suelen iniciar con dolor epigástrico o en el hemiabdomen superior. El dolor generalmente se describe como constante de gran intensidad y con irradiación a la espalda, o los flancos, pero esta descripción es poco específica. La intensidad y la ubicación del dolor no se correlacionan con la gravedad. El dolor descrito como sordo, cólico o localizado en la región abdominal inferior no es compatible con PA y sugiere una etiología alternativa. Las imágenes abdominales pueden ser útiles para determinar el diagnóstico de PA en pacientes con presentaciones atípicas.

Existen condiciones clínicas que pueden agravar el curso clínico de la enfermedad, de las más estudiadas se encuentra el síndrome metabólico (hiperglicemia, dislipidemia, hipertensión y obesidad), en 2014 un estudio árabe encontró una prevalencia de 62.8% de un universo de 140 paciente que cumplían criterios de síndrome metabólico y concluyó que la presencia de SM en pacientes con pancreatitis es notable, pero no afecta el curso de la gravedad de la enfermedad, mientras que la obesidad se correlaciona con la gravedad de la pancreatitis. [7]

La falla orgánica más común en la pancreatitis aguda es la respiratoria pero también se puede presentar falla renal, hepática, cardiovascular o de la coagulación [8] con una tasa de mortalidad de 83% en la falla hepática, 63% en la falla renal y 43% en la falla respiratoria. [9]

Los signos de Turner y Cullen se observan en alrededor del 3% de los casos de pancreatitis y están asociados a una mortalidad de cerca de 37% asociándose a Pancreatitis hemorragia habitualmente. (Meyers el., 1989; Mookadam and Cikes, 2005)

Diagnóstico
El diagnóstico se establece a menudo en base a dos de los tres criterios ya mencionados.

Presentación clínica, dolor en el epigastrio que se irradia a hipocondrio derecho o en hemiabdomen superior "en hemicinturon" que se puede irradiar a flancos. El dolor que se localiza en el abdomen bajo no es compatible con pancreatitis.

Es importante señalar que la intensidad del dolor no está correlacionado con la gravedad de la patología.

Resultados falsos positivos y falsos negativos de enzimas pancreáticas	
Lipasa	Amilasa
Falsos positivos	Falsos positivos
•Insuficiencia renal	•Macroamilasemia
•Enfermedad inflamatoria intestinal	•Falla renal
•Apendicitis	•Perforacion esofágica
•Isquemia intestinal	•Embarazo
•Perforación intestinal	•Acidosis láctica
•Uso de furosemida	Falsos negativos
	•Secundario a abuso de alcohol
	•Hipertrigliceridemia

Parámetros de laboratorio, al ser el páncreas la única fuente de lipasa en el cuerpo y por permanecer más tiempo elevada en la presentación clínica de esta patología tiene una especificidad de más del 95% al tener un valor de laboratorio mayor a 600 UI/L, los valores séricos de lipasa no sufren alteraciones por los niveles de triglicéridos.

La amilasa se sintetiza de manera principal en el páncreas y las glándulas salivales así como una pequeña cantidad en otros órganos como testículos, pulmón, trompas de Falopio o neoplasias, en PA su nivel sérico se eleva tan pronto como a las seis horas.

Los niveles séricos de amilasa se alteran por alcoholismo o hipertrigliceridemia.

Con lo expuesto no puede utilizarse solo la amilasa como prueba diagnóstica y se prefiere la lipasa.

Diagnósticos de imagen, los exámenes imagenologicos ayudan a definir la etiología de la PA, la tomografía axial computarizada no se justifica de manera rutinaria al ingreso pero se aconseja realizarla si no se evidencia mejoría luego de 48 a 72 horas (dolor que persiste, fiebre o náuseas) [3]

La resonancia magnética es una herramienta útil en el caso de alergia al contraste o lesión renal aguda.

Luego de establecer él diagnóstico es adecuado filiar su etiología y a su vez prevenir las lesiones persistentes.

• *Pancreatitis biliar aguda*

El diagnóstico se basa en hallazgos como elevación de bilirrubinas, transaminasas o la identificación de litos en la vesícula u obstrucción del colédoco

Clasificación de la Pancreatitis biliar aguda

Tipo I, obstructivo completo	Colédoco completamente obstruido y concomitante colangitis
Tipo II, obstructivo incompleto	Colédoco está libre de obstrucción o sujeto a obstrucción intermitente repetida, es posiblemente concomitante con colangitis aguda
Tipo III, no obstructivo	Evento de cálculo biliar causando obstrucción del colédoco a corto plazo, el nivel de bilirrubina sérica total no aumenta, no hay coledoquectasia y no hay cálculos residuales en la vesícula biliar o el conducto biliar común.

• Pancreatitis hiperlipemica.

La pancreatitis hiperlipidémica se puede diagnosticar con base en un historial de hiperlipidemia y cualquier nivel de triglicéridos en sangre en ayunas> 5.65 mmol / L (500 mg/dl) dentro de las 72 h posteriores al inicio del cuadro clínico.

Situaciones en las que se deben determinar los niveles de triglicéridos en ayunas

- Niveles de triglicéridos sin ayuno> 440 mg / dL (5 mmol / L)
- Hipertrigliceridemia conocida
- Después de una pancreatitis asociada a hipertrigliceridemia
- Antes de comenzar con medicamentos que pueden causar hipertrigliceridemia
- Siempre que otras pruebas requieran extracción de sangre en ayunas (p. Ej., Determinación de glucosa en sangre o niveles de fármacos)"

• Pancreatitis aguda alcohólica.

Una historia de consumo de alcohol por más de un año sobre 48 gramos/día de bebidas alcohólicas es indicación diagnóstica de pancreatitis luego de excluir otras causas.

Es importante tener en cuenta que la pancreatitis inducida por alcohol a menudo se manifiesta como un espectro que va desde episodios discretos de PA hasta cambios silenciosos crónicos e irreversibles.

Luego de establecido la probable etiología previo a iniciar el tratamiento es importante establecer la severidad del cuadro, para lo cual se han diseñado varias escalas predictivas.

Escores Multifactoriales

1.Escala de ranson

Publicada en 1974 como el primer escore sistémico para Pancreatitis aguda, diseñado para PA de etiología alcohólica consistía en 11 parámetros, de los cuales 5 eran medidos en el momento de la admisión y 6 después de 48 horas [10], en 1979 se modificó para adaptarla a pacientes con PA de etiología biliar, la gran desventaja de este escore fue que necesitaba de 48 horas para ser completada.

2.Escore de Glasgow

Es una herramienta que ayuda mucho a predecir la mortalidad sin tener en cuenta cual es la etiología, fue propuesta como una modificación de la escala de Ranson excluyendo algunos parámetros de la misma[11].

3.Score APACHE II

Score diseñado inicialmente para la severidad de pacientes con una enfermedad aguda que necesitaba ingreso a terapia intensiva en 1970 y desde los años 80 usado como escala de severidad en PA, a pesara de su complejidad pues requiere 14 parametros su uso dentro de las primeras 24 horas después de la admisión varios estudios han mostrado correlacion entre un puntaje alto y una mayor mortalidad en las 72 horas posteriores, llegando al 18 % con un puntaje mayor de 8. [12]

Se reconoce la obesidad como un factor de riesgo para complicaciones en la PA, por lo cual se diseñó APACHE-O, el cual no ha mostrado mayor resultados que el APACHE II.

4. BISAP ESCORE (Bedside index of severity in acute 'Pancreatitis score)

Desarrollado en el 2008 por Wu y sus colaboradores [13], describe un escore fácil de calcular dentro de las primeras 24 horas después de la adminsion, la predicción de esta escala a quedado demostrada por multiples estudios reflejando una eficacia idéntica para predecir resultados como el APACHE II.

5. SIRS (Sistemic inflammatory response syndrome)

Es un escore simple y usado como herramienta clinica [2], usado en la parte temprana de la PA para identificar disfunciones sistémicas, si persisten dos puntos después de 48 horas de admisión se habla de riesgo incrementado de desarollar falla multiorgánica.

6. PASS (Pancreatitis activity scoring system)

Desarrollado por un panel de expertos cuanta con 5 parametros para medir la actividad de la enfermedad, incluyen falla organica, SIRS, requerimiento de opiáceos, tolerancia de la via oral.[14]

Escala de BISAP	
Variables	Puntaje
Nitrógeno ureico en sangre	1
Alteración mental	1
SIRS	1
Más de 60 años de edad	1
Derrame pleural	1

Tratamiento

El tratamiento de la pancreatitis aguda depende de la gravedad la enfermedad y las complicaciones concomitantes que puedan surgir.

No hay recomendación disponible sobre ninguna restricción en los analgésicos. Se deben evitar los medicamentos antiinflamatorios no esteroides (AINE) en la lesión renal aguda (LRA). La analgesia epidural debe ser una alternativa o un agonista con analgesia intravenosa, en un abordaje multimodal.

Al ser el dolor es el síntoma cardinal de la pancreatitis aguda y su alivio es una prioridad clínica. Todos los pacientes con pancreatitis aguda deben recibir algún tipo de analgesia en las primeras 24 h de hospitalización para no comprometer la calidad de vida del paciente.

Administración de líquidos. Esta enfermedad conduce a lesión de las células acinares y la consiguiente cascada de citocinas proinflamatorias conduce a permeabilidad microvascular, edema intersticial, vasoconstricción y, finalmente, disminución de la perfusión capilar en modelos animales. La pancreatitis también causa hipovolemia al inducir una ingesta oral deficiente, pérdidas insensibles, tercer espaciado de líquidos y emesis. Por tanto, la reanimación con líquidos se ha convertido en la piedra angular del tratamiento conservador.[15]

En ausencia de contraindicaciones cardíacas, pulmonares o renales, varias recomendaciones sobre el régimen inicial de reanimación con líquidos han variado de 250 a 500 cc / h con o sin bolo para lograr la estabilidad hemodinámica, apuntando a una presión arterial media mayor de 60 mmHg o simplemente dirigida a una gasto urinario mayor de 0,5 cc/kg/h. [16] Si bien actualmente no se recomiendan objetivos específicos, se han propuesto hemodilución (disminución del hematocrito), uremia reducida (que indica una perfusión renal adecuada) y normalización o mantenimiento de la creatinina normal. Se necesita un enfoque práctico y basado en la evidencia para la reanimación con líquidos.

Con respecto al momento, se ha demostrado que la reanimación temprana reduce el riesgo de SIRS, ingreso en la UCI, insuficiencia orgánica y duración de la estadía. Aunque la duración exacta de la hidratación agresiva no está clara, las primeras 24 horas parecen ser primordiales. Además, el tipo de líquido también puede marcar la diferencia. En un estudio controlado aleatorio realizado por Wu y sus colegas que comparó la eficacia de la solución salina normal y lactato Ringer en la pancreatitis aguda, los autores encontraron una reducción significativa en los niveles de SIRS y PCR en aquellos que recibieron lactato ringer.

Estos hallazgos, junto con la posible acidosis metabólica con brecha no no aniónica con solución salina normal, hacen que la solución de lactato de Ringer sea preferible. Por lo tanto, utilizamos una infusión total de 2500 a 4000 ml en las primeras 24 horas mientras reevaluamos los objetivos clínicos no invasivos y los objetivos bioquímicos cada 6 a 8 horas.

Nutrición. Los datos actuales apoyan la reanudación temprana de una dieta sólida baja en grasas con pancreatitis aguda leve. Si bien no conduce a una estadía hospitalaria más corta ni a una tasa de reingreso de 30 días menor, un ensayo aleatorizado que evaluó la tolerancia de una comida sólida baja en grasas versus una dieta líquida no mostró un aumento de eventos adversos (dolor / náuseas que requirieron el cese) al aumento de la ingesta calórica. Además, parece que es seguro iniciar la ingesta oral en la pancreatitis aguda leve al ingreso y que no es necesario esperar a que el páncreas se "enfríe" per se. Los datos de ensayos controlados aleatorios de nutrición enteral frente a nutrición parenteral en la pancreatitis grave han mostrado una menor incidencia de complicaciones infecciosas pancreáticas como necrosis infectada, abscesos y fallo multiorgánico. La nutrición enteral previene la translocación bacteriana al mantener la barrera intestinal. El beneficio de iniciar la nutrición enteral no parece extenderse más allá de las 48 horas del ingreso, ya que no se reconoció una reducción de la mortalidad, las complicaciones infecciosas o el fallo multiorgánico cuando se inició más allá de ese punto. [4]

El beneficio de la alimentación nasogástrica frente a la nasoyeyunal se evaluó en un ensayo aleatorizado de 78 pacientes que mostró que la alimentación nasogástrica no era inferior a la alimentación nasoyeyunal sin diferencias en los criterios de valoración secundarios como el dolor, la permeabilidad intestinal (medida por la excreción de lactulosa / manitol) y la endotoxemia. (medido por las endotoxinas G y M del núcleo de inmunoglobulina). Por lo tanto, utilizamos la alimentación nasoyeyunal en aquellos que no pueden tolerar la alimentación oral. [4]

Antibióticos No se recomienda la profilaxis con antibióticos en ausencia de infección sospechada o confirmada. Aparte del imipenem, no se ha observado una disminución del riesgo de infección pancreática o de la mortalidad con el uso de antibióticos profilácticos[18]. Los ensayos aleatorizados adicionales que

que utilizan antibióticos profilácticos no han demostrado beneficio. [19] En caso de infección pancreática confirmada o sospechada (pseudoquiste infectado o necrosis), se recomienda el uso inmediato de regímenes que se sabe que penetran en la necrosis pancreática (quinolonas y metronidazol o carbapenémicos).

Colecistectomía

La colecistectomía debe realizarse en la hospitalización inicial en pacientes con pancreatitis biliar aguda. La revisión sistemática de 9 estudios en los que participaron 998 pacientes con pancreatitis biliar leve mostró que la colecistectomía temprana en el contexto de la pancreatitis por cálculos biliares (es decir, durante el ingreso inicial) redujo la incidencia de ingresos recurrentes por episodios biliares repetidos como pancreatitis, colecistitis y cólico biliar. . La colecistectomía temprana no se asoció con un aumento de los eventos adversos, incluida la morbilidad ni conversión de un procedimiento laparoscópico a un procedimiento abierto. [4]

1.Mao E. Tratamiento intensivo de la pancreatitis aguda grave. Ann Transl Med. Noviembre de 2019; 7 (22): 687. doi: 10.21037 / atm.2019.10.58. PMID: 31930088; PMCID: PMC6944592.

2.Banks PA, Bollen TL, Dervenis C, et al Classification of acute pancreatitis— 2012: revision of the Atlanta classification and definitions by international consensus Gut 2013;62:102-111.

3.Paul J. Recent Advances in Diagnosis and Severity Assessment of Acute Pancreatitis. Prague Med Rep. 2020;121(2):65-86. doi: 10.14712/23362936.2020.6

4.Garber A, Frakes C, Arora Z, Chahal P. Mechanisms and Management of Acute Pancreatitis. Gastroenterol Res Pract. 2018;2018:6218798. Published 2018 Mar 15. doi:10.1155/2018/6218798

5. Wang GJ, Gao CF, Wei D, Wang C, Ding SQ. Acute pancreatitis: Etiology and common pathogenesis. World J Gastroenterol 2009; 15(12): 1427-1430

6.Kylänpää ML, Repo H, Puolakkainen PA. Inflammation and immunosuppression in severe acute pancreatitis. World J Gastroenterol. 2010;16(23):2867-2872. doi: 10.3748/wjg.v16.i23.2867

7.S. Sawalhi, H. Al-Maramhy, A. I. Abdelrahman, S. E. G. Allah, and S. Al-Jubori, "Does the presence of obesity and/or metabolic syndrome affect the course of acute pancreatitis?," A prospective study. Pancreas, vol. 43, no. 4, pp. 565–570, 2014.

8.Deitch EA. Múltiple organ failure. Pathophysiology and futuro therapy. Ann Surg. 1992;216(2):117-134.

9.Halonen KI, Pettilä V, Leppäniemi AK, Kemppainen EA, Puolakkainen PA, Haapiainen RK. Multiple organ dysfunction associated with severe acute pancreatitis. Crit Care Med 2002; 30: 1274-1279

10.Ranson JH, Rifkind KM, Roses DF, Fink SD, Eng K, Spencer FC. Prognostic signs and the role of operative management in acute pancreatitis. Surg Gynecol Obstet. 1974;139(1):69-81.

11.Imrie C.W., Benjamin I.S., Ferguson J.C., McKay A.J., Mackenzie I., O'Neill J., Blumgart L.H. A single-centre double-blind trial of Trasylol therapy in primary acute pancreatitis. Br. J. Surg. 1978;65:337–341. doi: 10.1002/bjs.1800650514.

12.Knaus W.A., Draper E.A., Wagner D.P., Zimmerman J.E. APACHE II: A severity of disease classification system. Crit. Care Med. 1985;13:818–829. doi: 10.1097/00003246-198510000-00009.

13.13. Wu B.U., Johannes R.S., Sun X., Tabak Y., Conwell D.L., Banks P.A. The early prediction of mortality in acute pancreatitis: A large population-based study. Gut. 2008;57:1698–1703. doi: 10.1136/gut.2008.152702.

14.Wu B.U., Batech M., Quezada M., Lew D., Fujikawa K., Kung J., Jamil L.H., Chen W., Afghani E., Reicher S., et al. Dynamic Measurement of Disease Activity in Acute Pancreatitis: The Pancreatitis Activity Scoring System. Am. J. Gastroenterol. 2017;112:1144–1152. doi: 10.1038/ajg.2017.114.

15.Gardner T. B., Vege S. S., Pearson R. K., Chari S. T. Fluid resuscitation in acute pancreatitis. Clinical Gastroenterology and Hepatology. 2008;6(10):1070–1076. doi: 10.1016/j.cgh.2008.05.005.

16.Tenner S. Initial management of acute pancreatitis: critical issues during the first 72 hours. The American Journal of Gastroenterology. 2004;99(12):2489–2494. doi: 10.1111/j.1572-0241.2004.40329.

17.Wu B. U., Hwang J. Q., Gardner T. H., et al. Lactated Ringer's solution reduces systemic inflammation compared with saline in patients with acute pancreatitis. Clinical Gastroenterology and Hepatology. 2011;9(8):710–717.e1. doi: 10.1016/j.cgh.2011.04.026.

18.Villatoro E., Mulla M., Larvin M. Antibiotic therapy for prophylaxis against infection of pancreatic necrosis in acute pancreatitis. Cochrane Database of Systematic Reviews. 2010; (5, article CD002941) doi: 10.1002/14651858.cd002941.pub3

19.Tenner S., Baillie J., DeWitt J., Vege S. S., American College of Gastroenterology American college of gastroenterology guideline: management of acute pancreatitis. The American Journal of Gastroenterology. 2013;108(9): 1400–1415. doi: 10.1038/ajg.2013.218.

CAPÍTULO 5

EMERGENCIAS HIPERTENSIVAS

Carla Patricia Verdugo Morales
Laura Fernanda Morales Rosero

Introducción

La hipertensión arterial alta es un proceso crónico que presenta una prevalencia de más del 25% en la población occidental adulta. Aproximadamente un 1-2% de los pacientes hipertensos desarrollarán una crisis hipertensiva (urgencia o emergencia) en algún momento de su vida. El tratamiento y el adecuado seguimiento de estos pacientes aumenta su esperanza de vida y disminuye la incidencia de complicaciones. Las crisis hipertensivas constituyen un motivo de consulta frecuente en los Servicios de Urgencias, con una clara tendencia al aumento de su incidencia en los últimos años. En algunas ocasiones, pueden llegar a constituir una auténtica emergencia médica. [1]

La crisis hipertensiva es una de las principales complicaciones de la hipertensión arterial, siendo esta última uno de los mayores riesgos de las Enfermedades Cardiovasculares. Las enfermedades cardiovasculares son la principal causa de muerte en todo el mundo. El objetivo fundamental de la presente investigación es plasmar el adecuado manejo de pacientes que presentan crisis hipertensivas. El diseño de investigación que se llevó a cabo es de tipo documental o bibliográfico. La crisis hipertensiva se clasifica en urgencias y emergencias hipertensivas. Es fundamental el diagnóstico rápido y preciso de la crisis hipertensiva, y resulta fundamental diferenciar la presencia de una urgencia hipertensiva de una emergencia hipertensiva, ya que tienen diferentes implicaciones y tratamientos. El tratamiento básico consiste en bajar la presión arterial de manera gradual y evitar o tratar posibles daños a órganos diana. En conclusión, el manejo de pacientes con crisis hipertensiva debe ser individualizado y en este se debe evaluar la relación beneficio – riesgo a los fines de establecer los objetivos que garanticen el mayor bienestar del paciente. [2]

En la hipertensión arterial alta existe un grupo de factores de riesgos conocidos, prevenibles y modificables, que requiere de los pacientes entender el impacto de dichos factores en su enfermedad y la convicción personal de incorporar hábitos permanentes en su nuevo estilo de vida saludable; todo esto traducido en un compromiso responsable con la enfermedad. Los factores de riesgo descritos en diversas investigaciones incluyen una dieta no saludable, el sobrepeso, la inactividad física, el consumo de tabaco y alcohol y el estrés. Actualmente se considera que estos factores de riesgo aumentan a medida que cambian las condiciones de vida y de trabajo de las personas hacia hábitos alimenticios menos saludables (ejemplo: mayor consumo de alimentos ricos en grasas, azúcares y sales), menor exigencia de actividad física por estilos de vida sedentarios y permisividad del consumo de sustancia psicoactivas ilegales. [3-4]

Definición

Una emergencia hipertensiva se define como un episodio de hipertensión arterial grave con signos de lesión de órganos blanco (sobre todo el encéfalo, el aparato cardiovascular y los riñones). El diagnóstico se basa en la medición de la tensión arterial y en los resultados del ECG, el análisis de orina y la medición del nitrógeno ureico en sangre y la creatininemia. Las lesiones de los órganos blanco observadas son encefalopatías, preeclampsia y eclampsia, insuficiencia ventricular izquierda aguda con edema pulmonar, isquemia miocárdica,

disección aórtica aguda e insuficiencia renal. El daño avanza rápidamente y a veces es mortal. Sin embargo, con el fin de distinguir aquellas situaciones de elevación de la presión arterial que cursan o no con lesión aguda grave de órgano diana, existen dos entidades clínicas que tienen un tratamiento y un pronóstico diferente: la urgencia hipertensiva que cursa con una elevación de la presión arterial pero sin evidencia clínica de lesión en órgano diana, y la emergencia hipertensiva que, a diferencia de la anterior, puede comprometer la vida del paciente. [15]

No existe consenso absoluto de qué nivel de presión arterial debe considerarse muy alto. Se considera presión arterial sistólica muy alta a partir de un nivel entre 180 y 210 mmHg. En cuanto a presión arterial diastólica, sí hay consenso en considerar nivel muy alto a partir de 120 mmHg. Estos límites, si bien es cierto están fundamentados en estudios que demuestran riesgo incrementado por cifras mayores a las mencionadas, no dejan de ser arbitrarios ya que es posible encontrar verdaderas crisis hipertensivas con niveles de presión arterial por debajo de tales cifras; así, como también, a veces, se encuentran pacientes con presión arterial aún más alta y sin daño alguno (siendo esta segunda situación más frecuente que la primera). Por tanto, más que el nivel de presión arterial alcanzado, lo que importa parece ser lo súbito que puede haber sido la elevación de la presión arterial. Es por ello que para diagnosticar crisis hipertensiva deben de estar presentes los tres criterios siguientes: niveles de presión arterial muy altos, debe ser una elevación súbita y daño (o riesgo de sufrirlo) en órgano blanco. [6]

Epidemiología

La Organización Mundial de la Salud en sus estadísticas presentadas en el año 2016, registra 56,4 millones de defunciones a nivel mundial, sin embargo, el 54% se presentaron como consecuencia de distintas causas en las que se destacan: la cardiopatía isquémica y accidente cerebrovascular que ocasionaron 15 millones de defunciones y han sido las principales causas de mortalidad durante los últimos 15 años. [7]

Según la Asociación Americana de Cardiología, un adulto de 45 años sin hipertensión, el riesgo de desarrollar hipertensión después de 40 años es del 93% para los afroamericanos, del 86% para los blancos, del 92% para los hispanos, y del 84% para los adultos chinos. En 2010, la hipertensión fue la principal causa de muerte y años de vida ajustados por discapacidad en todo el mundo, siendo este más notorio en afroamericanos y mujeres. Muchas veces no se toma en cuenta, pero el riesgo de Accidente cerebro vascular aumenta de forma progresiva desde niveles de la presión sistólica <115 mm Hg hasta> 180 mm Hg, y desde niveles de la presión diastólica <75 mm Hg hasta> 105 mm Hg. [12]

Ecuador tiene la mayor prevalencia de hipertensión Arterial en América Latina y la primera causa de muerte es la enfermedad cardiovascular secundaria. Según datos de la Encuesta Nacional de Salud y Nutrición la prevalencia de hipertensión está por el 38 a 45 por ciento, sin embargo solo la mitad de la población tienen conocimiento de tener esta enfermedad con apego a recibir tratamiento, y menos del 10 por ciento tienen su presión controlada. [8-11]

Los últimos estudios epidemiológicos mencionan que alrededor del 3% de todos los pacientes con hipertensión arterial, , tendrán al menos una vez en su vida una exacerbación hipertensiva. Acorde a los últimos estudios epidemiológicos se estiman que tres de cada mil habitantes acudira al servicio de urgencias cada año por este padecimiento, y dentro de estos episodio las emergencias hipertensivas estarán presentes en un 25%.6 sabiendo que en el mundo hay más de un billón de personas con hipertensión arterial, estos datos se tornan alarmantes por el impacto en morbimortalidad, calidad de vida y gastos en materia de salud pública que implica [9]

En el Ecuador según datos de ensanut un tercio de la población mayor a 10 años es prehipertenso correspondiente a 3.187.665 personas y 717.569 personas en edades entre 10 a 59 años padecen ya de hipertensión arterial. En nuestro país las cifras son altas debido a la carga genética que tienen mucho que ver para presentar hipertensión. Un hijo de una persona hipertensa, tiene el 80% de riesgo para padecer la enfermedad, si ambos padres padecen esta enfermedad dicho porcentaje es del 100%, sin embargo a pesar de esta relación, son muchos los factores que influyen en la hipertensión, como la alimentación, el sobrepeso, hipertrigliceridemia. [8-10]

Fisiopatología

La fisiopatología de la crisis hipertensiva se desconoce. La elevación abrupta de la presión arterial, posiblemente por un estímulo desconocido, desencadena una serie de mecanismos compensadores, aumento de producción de óxido nítrico al inicio y vasoconstricción arteriolar para impedir daño a nivel celular. La constricción prolongada produce disfunción endotelial, lo que se traduce en disminución del óxido nítrico y aumento irreversible de la resistencia vascular sistémica. La disfunción endotelial estimula la cascada de inflamación, con aumento de la permeabilidad endotelial, inhibición de la fibrinólisis y aumento de la coagulación, favorece la adhesión y agregación plaquetarias, con depósito de material fibrinoide, que se traduce en un círculo vicioso de daño endotelial y vasoconstricción.

El nivel mínimo de presión arterial para producir un daño a órgano blanco depende de cada individuo. Sin embargo, en la mayoría de las veces se necesita una presión arterial diastólica por encima de 120 mmHg. Es importante recordar que cada órgano a nivel sistémico tiene un sistema de autorregulación del flujo sanguíneo en relación con la presión arterial media. [13]

La presión arterial aumenta, a menudo en forma significativa (tensión diastólica > 120 mmHg). Los síntomas del sistema nervioso central consisten en trastornos neurológicos que cambian con rapidez (p. ej., confusión, ceguera cortical transitoria, hemiparesia, defectos hemisensoriales, convulsiones). Los síntomas cardiovasculares incluyen dolor torácico y disnea. El compromiso renal puede ser asintomático, si bien la uremia significativa secundaria a insuficiencia renal avanzada puede causar letargo o náuseas. [5]

En el 95 % de hipertensos se desconoce la etiología clara que los desencadena a la cual definimos como hipertensión esencial, también denominada primaria, el otro 5 % de hipertensiones tienen una causa establecida como drogas, enfermedades reno vascular, feocromocitoma, hiperaldosteronismo, fármacos, se los denomina hipertensión secundaria. [14] Se deben, generalmente, a una elevación repentina de la presión arterial debido al aumento de las resistencias periféricas, consecuencia a su vez de la liberación de sustancias presoras, como la angiotensina II, la noradrenalina y la hormona antidiurética. Todo ello conduce a un deterioro arteriolar por alteración del endotelio y la deposición de plaquetas y fibrina, perdiéndose también la autorregulación de la circulación, con lo que se produce isquemia de los órganos periféricos; todo ese conjunto recibe el nombre de necrosis fibrinoide. Con ello, se produce un círculo vicioso, ya que la necrosis fibrinoide conlleva un aumento de las resistencias periféricas y, por tanto, un mayor incremento de la presión alta.

La circulación arterial cerebral, cardíaca y la renal disponen de mecanismos de autocontrol, de forma que a pesar de las fluctuaciones de la presión alta sistémica, su flujo se mantiene constante en estos órganos. Pero esta capacidad de autorregulación tiene unos márgenes que, si son sobrepasados en exceso, dan lugar a un hiperaflujo arterial masivo y edema en los órganos diana; por el contrario, si lo son por defecto, conducen a isquemia. En el hipertenso crónico, el intervalo de autorregulación está desplazado hacia los valores elevados de presión alta; por tanto la presión alta diastólica inferior a 90-95 mmHg o la reducción de más del 25% de la Presión alta media, al ser tratado en una urgencia hipertensiva vital, puede ser demasiado baja o demasiado intensa, respectivamente, para que se mantenga el flujo arterial cerebral, cardíaco y renal, sobre todo si aquéllas se alcanzan de forma brusca, por lo que tenemos que tener en cuenta estos factores a la hora del tratamiento. [17]

Cuadro Clínico

El cuadro clínico está dado de manera general por: cefalea, dolor a nivel torácico, cuadro de disnea, edema, astenia, puede haber epistaxis e incluso convulsiones, pérdida del estado de alerta, alteraciones motoras y sensitivas. Aunque se debe de tener en cuenta que el cuadro clínico característico de esta patología es derivado de la lesión a órgano diana, por lo que dependiendo a que nivel sea la lesión será la sintomatología esperada.[18] Cabe recalcar que se debe considerar el contexto integral del paciente, ya que en aquellos con hipertensión arterial de larga evolución son capaces de soportar las presión arterial elevada sin ninguna sintomatología, y por el otro lado pacientes jóvenes pueden tener daño a órgano blanco de manera más rápida. [19]

Diversos estudios han reportado que el motivo de demanda de atención médica varía dependiendo de si el paciente se encuentra en una emergencia o urgencia hipertensiva. Así mismo, hay reportes que mencionan que la sintomatología más común en los pacientes con urgencias son: la cefalea (22%), epistaxis (17%), astenia (10%), alteraciones motoras/sensitivas (10%), dolor torácico opresivo (9%) y cuadros de disnea (9%).[17] Mientras que en las emergencias, al haber un daño a órgano blanco, los síntomas por los que acuden a atención médica son: dolor torácico opresivo persistente (27%), el cuadro marcado y súbito de disnea (22%) y las alteraciones del estado de alerta (21%). Se debe ir tras la casa de estos síntomas ya que muchas veces el paciente puede acudir al servicio de urgencias o primer nivel de atención con un cuadro muy inespecífico, cuando se sabe por estudios publicados a nivel nacional que en nuestro país el 83% de los pacientes que sufren una emergencia hipertensiva cursan con una lesión a órgano blanco, e incluso se ha reportado doble lesión a órgano blanco en 14% e incluso una disfunción multiorgánica (más de tres órganos lesionados) en un 3%. [20] Siendo el órgano más afectado el cerebro mediante un infarto cerebral en el 24.5% de las veces, seguido por el edema pulmonar con un 22.5%, encefalopatía hipertensiva con un 16.3% y la insuficiencia congestiva con un 12%. [20]

Cuadro clínico en casos especiales

1)En pacientes con dolores súbitos de gran vigor a nivel de línea media torácica, que se irradia a zona lumbar o abdomen, puede deberse a una disección aórtica.

2)Pacientes que presenten un cuadro de cefalea persistente, alteración del estado de alerta, y muy característicamente una retinopatía, papiledema y otras alteraciones neurológicas son muy sugestivos de un cuadro de encefalopatía hipertensiva.

3)A su vez un cuadro con diaforesis profusa, temblor progresivo constante, taquicardia marcada, podría ser un indicio de un posible feocromocitoma.

4)Una piel que ha tenido atrofia, adelgazada, incremento rápido y abrupto de peso, indicarían descartar un síndrome de Cushing. [21]

Diagnóstico

En múltiples ocasiones existe alguna dificultad para establecer un diagnóstico diferencial entre lo que supone una emergencia o una urgencia hipertensiva. El abordaje terapéutico difiere en función de cuál sea la presentación de la crisis (urgencia o emergencia), por lo que es importante establecer un diagnóstico correcto. La finalidad primordial del tratamiento es evitar el daño que se está produciendo sobre el órgano diana afectado y no llevar de manera obligada las cifras de tensión arterial (TA) a valores normales. Tanto la velocidad como el grado de descenso de las cifras de tensión arterial dependen del tipo de emergencia hipertensiva que presente el paciente. [22]

Al encontrar cifras de presión arterial elevadas, deben valorarse tanto la probable repercusión de órganos diana, como los datos que sugieran un origen secundario de la hipertensión arterial y aquellas circunstancias que puedan desencadenar una crisis hipertensiva. [23] Conocer si existen antecedentes familiares de hipertensión arterial, puede orientar hacia algún tipo de hipertensión arterial secundaria. También resulta importante recoger, en el interrogatorio, datos de filiación, antecedentes personales, factores de riesgo, enfermedades concomitantes, embarazo, medicación actual y previa (posible supresión de fármacos antihipertensivos, ingesta de drogas u otros medicamentos). [24]

Examen Físico

Una vez que se haya descartado que se trate de una falsa crisis hipertensiva, y después de una exploración general completa, los datos que deben ser valorados con especial interés son: [25]

- Fondo de ojo: buscando si existen signos de retinopatía hipertensiva como hemorragias, exudados o edema de papila.
- Auscultación cardiaca: soplos, 3º y 4º ruidos.
- Auscultación pulmonar: crepitantes en las bases.
- Soplos vasculares: principalmente carotídeos y femorales.
- Pulsos periféricos y presencia de edemas.
- Pulsos centrales (existencia y simetría).
- Exploración neurológica completa.

Las pruebas complementarias que se practicarán ante toda crisis hipertensiva, sobre todo si se trata de una emergencia, serán las siguientes:

Analítica sanguínea que incluya: hemograma completo, creatinina plasmática, glucosa y electrolitos séricos (Na+, K+, Ca++). La creatinina puede estar elevada al igual que la urea y el ácido úrico, y puede existir anemia.

- Proteínas totales.
- Analítica de orina: orina: tira reactiva o elemental, o ambos, y sedimento, medición de catecolaminas circulantes y aldosterona.
- Electrocardiograma: Puede ser normal o pueden observarse signos de hipertrofia ventricular izquierda o alteraciones del segmento ST que evidencian lesión coronaria aguda.
- Radiología de tórax: Se podrá evaluar índice cardiotorácico, dilatación de cavidades, pedículo vascular y arco aórtico, hilios y vasculatura pulmonar. Pueden existir signos de congestión pulmonar con cardiomegalia, aparece la aorta ateromatosa o dilatada, y el mediastino muchas veces esta ensanchado (disección aórtica) Aunque el estudio radiográfico también puede ser normal. [26]

Se realizarán además otras pruebas, dependiendo de las siguientes situaciones clínicas:

- Encefalopatía hipertensiva: Tomografía axial computarizada de cráneo, pues el diagnóstico de seguridad de esta entidad clínica dependerá de la exclusión de otras causas.

- Enfermedad cerebrovascular: Tomografía axial computarizada de cráneo puede evidenciar edema cerebral, zonas de infarto o hemorragia cerebral.
- Enfermedades cardiovasculares: El diagnóstico de cada uno de ellas se va a hacer con la clínica, la exploración y la ayuda de pruebas complementarias (electrocardiograma, radiología y marcadores bioquímicos de lesión miocárdica).
- Insuficiencia cardíaca congestiva: gasometría arterial.
- Cardiopatía isquemia sintomática: Enzimas cardíacas, si se sospecha isquemia coronaria: creatinfosfoquinasa y mioglobina (CPK-MB). [26, 27]
- Disección de la aorta: En su diagnóstico, se puede orientar la radiografía de tórax, la ecocardiografía, la tomografía axial computarizada y la resonancia magnética nuclear, pero el diagnóstico definitivo precisa una arteriografía. [29]
- Causas vasculo-renal: La prueba diagnóstica más sensible y específica es la arteriografía, pudiéndose corregir, además, en el acto, el defecto mediante angioplastia. La ecografía con Doppler es útil como despistaje. También se puede apoyar en pruebas funcionales como el renograma isotópico con captopril. [28, 29]
- Feocromocitoma: El diagnóstico se realiza mediante la determinación del ácido.
- vanililmandélico, de catecolaminas totales o metanefrinas en orina de 24 horas. Aunque tienen una elevada especificidad, la sensibilidad es de 80 %. Su localización se puede obtener de forma específica mediante una gammagrafía con metaiodobencil guanidina, que es un radio trazador, con captación específica por el tejido cromoafín. [29, 30]

En el feocromocitoma se puede encontrar un hematocrito elevado. En ocasiones aparece hipercalcemia, la eritrosedimentación elevada y se encuentra hiperglucemia con glucosuria. Es frecuente encontrar acidosis láctica. [30]

Preeclampsia-eclampsia: hemograma, creatinina y aclaración de la creatinina, ácido úrico, proteinuria de 24 horas, coagulograma (lo más completo posible), pruebas hepáticas, urocultivo al ingreso y proteínas totales. [31]

Las pruebas obligadas a realizar son el electrocardiograma y la tira reactiva de orina, independientemente del nivel asistencial. El resto de las pruebas se realizarán en el hospital en el caso de emergencias hipertensivas o urgencias hipertensivas que requieran ingreso. En los casos que no se requiera ingreso hospitalario, se realizarán a nivel ambulatorio por su médico de familia. (31)

Tratamiento
Consideraciones ante circunstancias definidas
• Encefalopatía hipertensiva:
Los medicamentos de elección son nitroprusiato de sodio: 0.25-10 mcg/Kg/min, labetalol: bolo 40-80 mg en 10 min hasta 300 mg; luego 0.5-2 mg/min, diazóxido: bolo 50-100 mg en 5 min hasta 600 mg; luego 10-30 mg/min.

• Cardiopatía isquémica aguda:
La utilización de trombolíticos, en estos casos, está controvertida por la existencia de accidentes hemorrágicos, por lo que si la tensión arterial sistólica es = 165 mm de Hg o la tensión arterial diastólica es = 95 mm de Hg, se multiplica al doble el riesgo de hemorragia cerebral y si la tensión arterial es = 180/110 mm de Hg la fibrinolisis está contraindicada en infarto agudo del miocardio de pequeño tamaño. En estas situaciones son útiles: nitroglicerina intravenosa, morfina y los beta-bloqueantes.

• Accidente vascular cerebral isquémico:
La reducción de la tensión arterial debe ser de una forma controlada. Se recomienda que la hipertensión se deba tratar cuando la tensión arterial media sea superior a 130 mm de Hg o la sistólica a 220 mm de Hg, [32]

Pautas terapéuticas: por vía parenteral: labetalol: bolo 40-80 mg en 10 min hasta 300 mg; luego 0,5-2 mg/min, enalaprilato: 0,5- 2mg EV en 20 min, repetir en 30 min; por vía sublingual: captopril: 25 mg, repetir a los 30 min, (no pasar de los 50 mg).

Debe evitarse el uso de nifedipina sublingual por el descenso brusco no controlable de la tensión arterial que produce efectos desfavorables en el flujo sanguíneo cerebral. [32-33]

• Hemorragia cerebral

Las pautas terapéuticas son: labetalol: bolo 40-80 mg/10 min hasta 300 mg; luego de 0.5 a 2 mg/ min, enalaprilato: 0.5 a 2 mg EV en 20 min y puede ser repetido en 30 min, nitroprusiato de sodio: 0.25-10 mcg/Kg/min.

• Hemorragia subaracnoidea

La selección terapéutica puede ser: nimodipino: 0.5-4 mg/hora, labetalol: bolo 40_80 mg/10 min hasta 300 mg; luego de 0.5-2 mg/min. [33]

• Crisis hipertensivas en el período perioperatorio:

Las primeras causas de este tipo de hipertensión son el dolor y la hipovolemia. El control de la tensión arterial es de gran importancia. Tras una correcta analgesia y corrección de la volemia puede utilizarse el nitroprusiato de sodio, la nitroglicerina (ideal en la cirugía de revascularización coronaria).El enalaprilato, la hidralazina, nitroprusiato de sodio (produce dilatación arterial y venosa). [33-34]

1.Llabrés Díaz J y Blázquez Cabrera JA. Hipertensión arterial en Urgencias. Manejo clínico y terapéutico de las crisis hipertensivas. Medicine. 2007;9(88): 5679-5685

2.Reciamuc. Vol. 3 Núm. 2 (2019): Abril - Junio / Artículos de Revisión. Manejo de crisis hipertensiva disponible en: https://reciamuc.com/index.php/RECIAMUC/article/view/336

3.Lira MT. Impacto de la Hipertensión Arterial como factor de riesgo cardiovascular. Rev Med Clin Condes [Internet]. 2015 [citado 24 Mar 2017]; 26(2): 156-63. Disponible en: https://www.sciencedirect.com/science/article/pii/S071686401500036X.

4.Beatón Lobaina YB, García Guerra LA, Couso Seoan C. Identificación de algunos factores de riesgo en ancianos hipertensos. MEDISAN [Internet]. 2013 [citado 24 Mar 2017]; 17(11): 8044-51. Disponible en: http://scielo.sld.cu/scielo.php?script=sci_arttext&pid=S1029-30192013001100009.

5.George L. Bakris , MD, University of Chicago School of Medicine. Emergencias hipertensivas. Febrero, 2018. Disponible en: https://www.msdmanuals.com/es/professional/trastornos-cardiovasculares/hipertensi%C3%B 3n/emergencias-hipertensivas

6.Rev Soc Peru Med Interna 2017; vol 30 (3) disponible en : http://medicinainterna.net.pe/images/REVISTAS/2017/revista_3_2017/Crisis%20hipertensiv as%20.pdf

7.7 OMS. mayo 2018 disponible en:

8.https://www.who.int/es/news-room/fact-sheets/detail/the-top-10-causes-of-death

9.Cervantes, J. (3 de Junio de 2017). Infomed. Obtenido de Infomed: http://temas.sld.cu/hipertension/tag/ecuador/

10.Muiesan M, Salvetti M, Amadoro V, Di Somma S, Perlini S, Semplicini A, et al.An update on hypertensive emergencies and urgencies. J Cardiovasc Med (Hagerstown). 2015;16(5):372-382.

11.Freire, W. (2013). Encuesta Nacional de Salud. Ministerio de Salud Publica, 473.

12.Telégrafo. (17 de Mayo de 2017). La hipertensión arterial es la segunda causa de discapacidad en el mundo. La hipertensión arterial es la segunda causa de discapacidad en el mundo, págs. 11-15.

13.Whelton PK, Carey RM, Aronow WS, Casey DE, Collins KJ, Dennison C, et al. 2017 ACC/AHA/AAPA/ABC/ACPM/AGS/APhA/ASH/ ASPC/NMA/PCNA guideline for the prevention, detection, evaluation, and management of high blood pressure in adults: a report of the American College of Cardiology/American Heart Association task force on clinical practice guidelines. Hypertension. 2017; . doi:10.1161/HYP.0000000000000065 http://accessmedicina.mhmedical.com/content.aspx?bookid=1846§ionid=130559847

14.Seyed, H., & Batuman, V. (18 de Mayo de 2017). Medscape. Obtenido de Medscape: https://emedicine.medscape.com/article/1937383-overview#a2

15. Medicine - Programa de Formación Médica Continuada Acreditado Volume 12, Issue 81, June 2019, Pages 4804-4806 disponible e : https://www.sciencedirect.com/science/article/pii/S0304541219301635

16. Manejo de las crisis hipertensivas

17. AE Delgado Martín, J Sánchez López, HJ Muñoz BeltránMed Integr. 2003;41:61-9

18. Bönner G. Hypertensive emergencies. Dtsch Med Wochenschr. 2017;142(19): 1437-1445.

19. Ipek E, Oktay A, Krim S. Hypertensive crisis: an update on clinical approach and management. Curr Opin Cardiol. 2017;32(4):397-406

20. Stein D, Ferguson M.Evaluation and treatment of hypertensive crises in children. Integr Blood Press Control. 2016;9 (16):49-58. 18. Cordero G, Wallenstein M, Ozen M, Shah N,

21. Jackson E, Hovsepian D, et al. Pulmonary hypertensive crisis following ethanol sclerotherapy for a complex vascular malformation. J Perinatol. 2014;34(9): 713-715.

22. Roca Goderich R, Smith Smith V, Losada Gomes J, Serret Rodríguez B, LLamos Sierra N. Temas de medicina interna. 4 ed. La Habana: Editorial Ciencias Médicas, 2002; t1:325-54.

23. Herrero Puentes P, Vázquez Álvarez J, Álvarez Cosmeac A, Fernández Vegab F. Abordaje diagnóstico y terapéutico de las crisis hipertensivas. Hipertensión 2003; 20:25-8.

24. Leal Balon E, Mauri Alvarez V, Suarez Silva N. Diagnóstico y tratamiento de la hipertensión arterial. Hospital Universitario «General Calixto García". La Habana: Editorial Ciencias Médicas, 2007.

25. Matarama Peñate M. Normas de medicina interna de diagnóstico y tratamiento. La Habana: Editorial Ciencias Médicas, 2005.

26. Philips R, Greenblatt J, Krakoff L. Hypertensive emergencies diagnosis and management. Prog Cardiovas 2004; 45:33-48.

27. Plan andaluz de urgencias y emergencias <http://personal.telefonica.terra.es/web/enfermeriaavanzada/ MANUALES%20EMERGENCIAS/crisis%20hipertensivas.pdf> [consulta: 4 diciembre 2008].

28. Iranzo RM, Campo Sien C, Pérez MG, De la Sierra Iserte I. Sobre el diagnóstico y el tratamiento de la hipertensión arterial en España. Hipertensión 2002; 19 (Suppl 3):1-74.

29. Feldstein C. Management of hypertensive crises. Am J Ther 2007; 14(2):135-9.

30. The Seventh Report of the Joint National Committee on Prevention, Detection, Evaluation and Treatment of High Blood Pressure. JAMA 2003; 289:2560-72.

31. Kaplan NM. Crisis hipertensivas. En: Hipertensión clínica. 4 ed. Buenos Aires: Waverly Hispánica 2003:339-56.

32. Urgencia Hipertensiva. En: Manual de Procedimientos en Soporte Vital Básico y Avanzado. Madrid: Namur, 2001:210-11.

33. Flórez J, Armijo JA, Mediavilla A. Fármacos antihipertensores. En: Farmacología Humana. 3ª ed. Barcelona: Masson, 2003:697-708.

34. Molina R, Ureña T, Martí JC. Informe del Comité Nacional Conjunto en Prevención, Detección, Evaluación y Tratamiento de la Hipertensión Arterial. 2005. <http://www.scribd.com/doc/6859027/jnc7completo-espanol> [consulta: 4 diciembre 2008].

CAPÍTULO 6

CÓLICO RENAL
Valeria Estefanía Galecio Tito

Introducción

Para abarcar este tema, vamos a enfocarnos primero en el concepto de dolor. El cual es uno de los principales síntomas tratados con frecuencia en los servicios de emergencias; entre el 50 a 70% acuden debido ha esta causa.

Según La International Association for the Study of Pain (IASP), el dolor hace referencia a una experiencia sensorial y emocional totalmente desagradable, la cual se encuentra asociada a un daño tisular real, potencial o descrita en términos de tal daño. [1]

De tal manera es importante tener en cuenta que el dolor es, en principio, un mecanismo de defensa, cuya función es detectar y localizar los procesos que dañan las estructuras corporales. [2]

Pero es también un fenómeno subjetivo que puede estar o no vinculado a una lesión o patología orgánica. Además, cuando esta vinculación existe, la intensidad del dolor no está necesariamente relacionada con la gravedad de la alteración que lo produce. [2]

Definición de cólico renal

El cólico renal (CR), es una urgencia urológica frecuente.

Es un síndrome clínico agudo el cual se encuentra caracterizado por dolor intenso en uno de los ángulos costovertebrales, puede ser irradiado y se produce como resultado de la obstrucción del tracto urinario superior ya sea por litiasis renal (lo mas frecuente, 90%), una papila renal o un coágulo [3].

Las zonas de obstrucción más frecuentes que hacen referencia a una litiasis son los cálices renales, la unión pieloureteral, el cruce del uréter por las arterias ilíacas y el uréter pelviano [3].

El síndrome consiste en un dolor de inicio brusco, tipo cólico que paulatinamente va incrementándose. Se irradia de forma característica siguiendo el trayecto ureteral y hacia la región genital [3] [4].

Pueden asociarse a otros síntomas como naúseas, vómitos, agitación, hipertensión arterial, polaquiuria y urgencia miccional; especialmente cuando el cálculo se impacta a nivel distal, además de paresia intestinal e incluso íleo paralítico [3].

La litiasis renal al ser el síndrome que mayormente engloba al CR lo vamos a abarcar en el presente capítulo.

Definición de dolor en urolitiasis

Hace referencia a dolor de inicio repentino, brusco, intenso y agudo; se localiza en la región lumbar y comunmente en flanco, con irradiación hacia la parte inferior del abdomen, la ingle y los genitales [5] [6].

Requiere diagnóstico y tratamiento oportuno.

Epidemiología

La frecuencia del cólico renal es mucho mayor por la mañana y además durante las estaciones calurosas. [7]

La frecuencia de urolitiasis depende de factores geográficos, climáticos, étnicos, genéticos y dietéticos, por lo que la prevalencia a nivel mundial varia entre el 2 al 20%. Afecta del 3 al 5% de la población en países industrializados. [6] [7]

La litiasis renal se presenta hasta en el 13% de los hombres y en el 7% de las mujeres, en algún momento de su vida adulta. De las visitas anuales al departamento de emergencias, 1,3 millones son por cálculos en las vías urinarias. La prevalencia de cálculos renales ha sufrido un ligero incremento en el sexo femenino, aunque sigue siendo más prevalente entre los hombres. [6] [8]

El 25% de los pacientes que presentan cólicos renales recurrentes tienen historia familiar de urolitiasis, y si presentan antecedentes de historia familiar, el riesgo litiásico se multiplica por tres. [6]

En Ecuador

En el 2014, las enfermedades del tracto urinario representan la quinta causa de morbilidad en la población general, siendo la urolitiasis la más frecuente. [6]

Según datos del Instituto Nacional de Estadísticas y Censos, en el Ecuador en el año 2014 se reportaron 12.125 casos, con predominio en el sexo masculino (6.516 casos). En la provincia de Pichincha se registraron 3.379 casos, siendo el 27.8%. [6]

Según grupos de edad, se registran 10.394 pacientes entre 25 y 64 años con diagnóstico de cálculo de riñón y uréter, cálculo de las vías urinarias inferiores y cólico renal no especificado. [6]

En el mundo

Estudios epidemiológicos norteamericanos muestran que los hombres caucasianos tienen mayor incidencia, seguidos en orden por las mujeres caucasianas, mujeres y hombres de raza negra. [5] [7]

En estudios epidemiológicos que incluyen población hispánica norteamericana se detecta un mayor número de intervenciones urológicas por litiasis sintomáticas en las mujeres hispánicas. [6] [7]

Existe una variada prevalencia de la urolitiasis en diferentes zonas geográficas, siendo mayor la prevalencia en el Medio Oriente, y en algunos países de Europa. En Pakistán se reporta una incidencia de 28%, mientras que en Israel 22%. [6]

En los Estados Unidos, la incidencia es del 10%. La causa exacta de estas diferencias no se ha establecido, pero se acepta que la obesidad, la diabetes mellitus y la hipertensión arterial son patologías que se asocian con la presencia de urolitiasis en el mundo occidental. [6] [8]

Realizaron un estudio comparativo uno en Catar y el otro en Australia; se obtuvo que los pacientes de Catar, fueron como promedio más jóvenes, con cálculos de mayor tamaño, localizados en la porción distal de uréter, que los pacientes de Australia; se marco una hipótesis de las diferencias ambientales y culturales entre ambas poblaciones, en cuanto al clima, el consumo de agua y de cloruro de sodio en la dieta. [6] [9]

Fisiopatología

Son varios los eventos en la formación de cualquier cálculo urinario: la saturación urinaria, supersaturación, nucleación, crecimiento de los cristales, agregación de cristales, retención de los cristales y posteriormente la formación del cálculo. [10]

Habitualmente estos cristales pasan a través del tracto urinario sin problemas; cuando son muy grandes pueden causar obstrucción del sistema de drenaje del riñón que puede resultar en dolor severo, sangrado, infección o falla renal. [10]

El proceso de formación de cálculos propone que el lito se forma cuando alguna sal normalmente soluble (oxalato cálcico) sobresatura la orina, comienzan a formarse cristales y si estos son suficientemente grandes se fijan al urotelio (porción terminal de los túbulos colectores) para luego crecer lentamente. [10]

Durante el tránsito de la orina por el riñón se pueden formar partículas tan grandes que pueden ser retenidas y que sirven como núcleo para la formación de futuros cálculos. [10]

En la práctica clínica, la hipersaturación puede ser el resultado de cualquier aumento en la excreción de disolventes en la orina (calcio, oxalatos, cistina) o una reducción en el volumen de la orina debido a una disminución en la ingesta de líquidos o la pérdida extrarrenal de líquidos. [10]

Etiología

Hasta en un 90%, el cólico es debido a una obstrucción ureteral aguda por una litiasis. En un 5-10%, se debe a alteraciones de la vía urinaria no litiásicas, como, síndrome de la unión pieloureteral, presencia de coágulos por tumoraciones renales, atonía ureteral por pielonefritis, necrosis papilar o procesos neoplásicos uroteliales [3] [7]

Otros pacientes con cólico renal pueden presentar una obstrucción ureteral extrínseca secundaria a otros procesos, como enfermedades intestinales (apendicitis, diverticulitis, enfermedad de Crohn), ginecológicas, retroperitoneales, vasculares (aneurismas aortoilíacos, uréter retrocavo), oncológicas y hematológicas o complicaciones postquirúrgicas. [7]

Factores de Riesgo

Confluyen múltiples factores que son considerados como de alto riesgo para formadores de cálculos [6] [11] [12]:

El sexo, más frecuente en hombres

La edad, sobre todo en aquellos con urolitiasis de inicio temprano.

Alteraciones anatómicas y funcionales del tracto urinario, como la ectasia tubular, la obstrucción de la unión ureteropélvica, el reflujo vesico-ureterorenal, riñón en herradura, ureterocele, entre otros.

Alteraciones metabólicas, como el síndrome metabólico, hiperparatiroidismo, enfermedades gastrointestinales, sarcoidosis, nefrocalcinosis.

Infecciones del tracto urinario

Factores dietéticos; dieta con exceso de consumo de carnes, sodio, o alimentos ricos en oxalato como la espinaca, chocolate, nueces, té, fresas, soya, salvado de trigo.

Factores genéticos, como la historia familiar de formación de cálculos, asociados a cistinuria, hiperoxaluria primaria, acidosis tubular renal tipo I, fibrosis quística, entre otros.

Medicamentos, que pueden cristalizar en la orina y formar cálculos, como la amoxicilina, ampicilina, ceftriaxona, alopurinol, quinolonas, sulfonamidas; y otras que comprometen la composición de la orina como la acetazolamida, ácido ascórbico, calcio, furosemida, vitamina C y D.

El bajo volumen urinario (menos de 1 litro al día).

Factores étnicos, asociado a enfermedades como la gota, resistencia a la insulina.

Otros factores que son desconocidos.

Cuadro Clínico

Se acompaña de varios síntomas, pero el principal es el dolor; el cual tiene inicio brusco, es intenso, de duración variable y es de tipo cólico. [3] [13]

Presenta localización en fosa lumbar con máxima intensidad en el ángulo costovertebral; irradiandose a región inguinal homolateral, cara interna de los muslos, testículo en el varón y vulva en la mujer. Además este dolor puede provocar agitación psicomotriz (busca de postura antiálgica) se evidencia impaciencia e irritabilidad. [3] [13] [14]

Clínica Miccional

En cálculos situados en uréter distal próximos a la vejiga puede asociar clínica irritativa miccional (polaquiuria, disuria, escozor, urgencia) y hematuria (macroscópica o microscópica). Anuria es un signo de gravedad. [3] [14]

Síntomas Gastrointestinales

Las náuseas y vómitos repetidos, paresia intestinal e incluso íleo paralítico por irritación local. [3]

Fiebre

Presencia de fiebre asociada a dolor tipo cólico, sugiere pielonefritis obstructiva y se considera cólico complicado. Suele asociar dolor en flanco. [3] [13]

Síntomas Generales

Puede estar acompañado de aumento de la tensión arterial, frecuencia cardíaca, así como de sudoración y palidez. [3]

Al encontrarse el lito próximo a la vejiga, aparecen síntomas miccionales irritativos: urgencia, polaquiuria y disuria. [14]

Diagnóstico

Como primer punto lo que nos guiara a un diagnóstico correcto, es realizar adecuadamente una anamnesis; para investigar las características del dolor el cual es la base a la presentación del cuadro clínico; además de interrogar antecedentes médicos personales, patológicos y familiares del paciente; al mismo tiempo el examen físico. [6] [7] [15]

Al no tener en concreto un diagnóstico nos podemos guiar en base a algún método de imagen. [3] [6] [7]

Como en todas las enfermedades, inicialmente se sospecha en base a la presentación del cuadro clínico, y en el caso de la urolitiasis, generalmente es un cuadro bastante llamativo y específico. [6]

Puede ser totalmente asintomático, o presentarse con un cuadro súbito de cólico nefrítico, en el que los pacientes presentan un dolor intenso en el flanco, que puede irradiarse al abdomen bajo o hacia la ingle. La mayoría de los pacientes lo describen como un dolor intermitente, tipo cólico, que suele acompañarse de náuseas o vómitos. [6] [15]

Otros síntomas adicionales pueden ser la disuria, urgencia miccional, polaquiuria, fiebre, escalofríos y dolor en los genitales o en el suelo pélvico; usualmente los cálculos son asintomáticos hasta que se mueven de su posición dentro del aparato urinario, causando obstrucción parcial, intermitente o completa del paso de la orina. [6] [7]

Dentro de los antecedentes patológicos personales, es de gran importancia indagar sobre la presencia de cálculos renales anteriormente; así como obesidad, hipotiroidismo, hiperparatiroidismo primario, trastornos de la absorción intestinal, dentro de los que se incluyen la resección intestinal, cirugía bariátrica, colitis ulcerativa, enfermedad de Crohn, enfermedad celiaca o la insuficiencia pancreática de cualquier causa. [6] [16]

En los antecedentes de enfermedad renal, la insuficiencia renal crónica o la acidosis tubular renal son elementos por los que debe indagarse; al igual que las infecciones recurrentes, la gota, o diabetes mellitus. [6] [15]

Posteriormente los hallazgos al examen físico nos aportarán información para el diagnóstico. La apariencia general del paciente con cólico renal será de un paciente intranquilo, que no encuentra una posición de confort, puede estar pálido y diaforético. En la exploración del abdomen podemos encontrar dolor y sensibilidad en abdomen inferior, al igual que en flanco y en ángulo costovertebral además de puño percusión positiva. [3] [6] [7]

Exámenes de laboratorio

Deben considerarse para el diagnóstico de la litiasis en vías urinarias; la creatinina sérica, ácido úrico y los niveles de calcio ionizado. Los exámenes de química sanguínea deben incluir la determinación de electrolitos (sodio, potasio, cloro y bicarbonato). [6] [16]

La determinación de las concentraciones de hormona paratiroidea debe realizarse para descartar que se trate de un hiperparatiroidismo primario. Los análisis pueden mostrar un incremento de la creatinina en caso de una obstrucción de la vías urinarias o cuando se ha producido una depleción de volumen secundaria a los vómitos. [6]

Si se obtienen bajos niveles de potasio e hipercloremia, debe descartarse la posibilidad de una acidosis tubular renal. [6]

El incremento del calcio sérico y de la hormona paratiroidea, sugieren la presencia de hiperparatiroidismo, a la vez que el incremento en el conteo global de leucocitos pudiera indicar la presencia de cálculos de estruvita; cuando los niveles de calcio sérico son normales (8,5-10,2 mg/dL) pero la parathormona está elevada, se trata de una hipercalciuria de causa renal. [6] [16]

Cuando los niveles de calcio son normales, pero la hormona paratiroidea se mantiene normal o disminuida, debe descartarse la posibilidad de una hipercalciuria absortiva. [7]

Gil Carbo menciona que deben cumplirse dos de los criterios siguientes; que son:
cuadro clínico compatible con la patología, exploración física positiva y además microhematuria (5-10 hematíes/campo). [4]

Imágenes

La evaluación por imágenes es muy importante para realizar un diagnóstico preciso y así plantear las opciones de tratamiento. Las imágenes nos informan la ubicación, tamaño, relación con otros órganos y dureza de la litiasis. [11]

Dichos estudios son prioritarios en pacientes con fiebre, monorrenos y frente a duda diagnóstica. La elección del estudio de imagen dependerá de la exposición previa a rayos X y las restricciones en cuanto al uso de medios de contraste como la presencia de una alergia, concentración elevada de creatinina, tratamiento con metformina, hipertiroidismo no tratado, embarazo o lactancia. [11] [13] [16]

Si bien la radiografía simple nos puede ayudar a identificar litiasis radiopacas previo a una litotripsia extracorpórea, no es capaz de identificar litiasis radio lúcidas (ácido úrico) y la superposición de otras estructuras ya sean óseas o abdominales; lo que dificulta la localización de la litiasis o pueden confundirse con otras estructuras radiopacas como son los flebolitos. [11]

El uso del ultrasonido o "ecografía" para el diagnóstico de litiasis, es un método no invasivo, rápido, sin exposición a radiación ionizante que nos informa sobre el grado de obstrucción de la vía urinaria y puede identificar litiasis radio lucidas sobretodo en el riñón y la vejiga. Tiene una sensibilidad de 45% y especificidad de 94% en litiasis ureterales. [11] [16]

Se ha utilizado como primera línea para determinar la necesidad del uso la tomografía computarizada abdomino pelviano sin medio de contraste o "PIELO TAC" en los servicios de urgencia. [11]

Por otro lado, es de gran utilidad el uso de la ecografía en el diagnóstico de litiasis en las embarazadas y en los niños en quienes es importante reducir la exposición a radiaciones ionizantes. [11]

Sin embargo, la ecografía tiene limitaciones al compararla con el PIELO TAC ya que es menos precisa en determinar el tamaño de la litiasis, es operador dependiente y es menos eficaz en la detección de litiasis uretrales. [11]

La recomendación de las Guías Europeas de Urolitiasis 2017, en un paciente con cólico renal, es el uso en primera instancia de la ecografía renal y pelviana, pero se debe confirmar el diagnóstico con un PIELO TAC. [11]

Si es necesario conocer más de la anatomía del sistema colector y verificar si la litiasis se encuentra en las cavidades, descartar un divertículo calicial y que no se trata de una calcificación parenquimatosa; la tomografía computarizada abdominal y pelviano con medio de contraste y fases tardías de eliminación, que llamamos "URO TAC", es el examen de elección. [11]

Esquemáticamente podemos decir que los cálculos de oxalato y fosfato de calcio son radiopacos, los cálculos de fosfato amónico, magnesio y cálculos de cistina son levemente radiopacos y los cálculos de acido úrico son radiolúcidos.

Figura 1. Imágenes utilizadas en el diagnóstico de litiasis renal

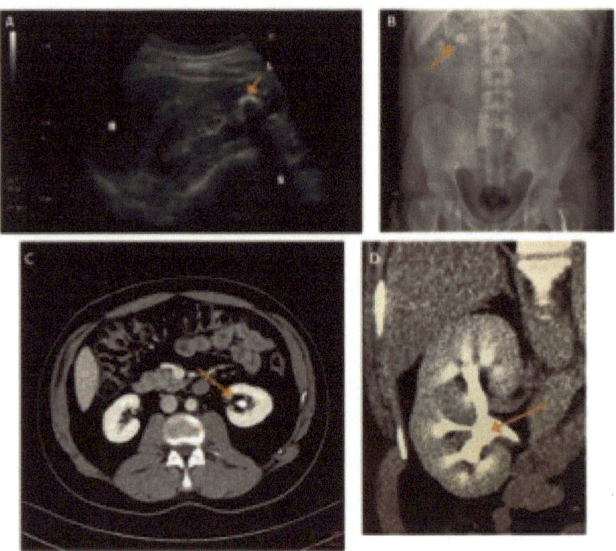

Fuente: Diagnóstico y manejo de litiasis renales en adultos y niños [11]

A. Ultrasonido: Litiasis renal con sombra acústica. La flecha muestra litiasis renal.
B. Radiografía renal y vesical simple. La flecha muestra litiasis renal radiopaca.
C. Tomografía Axial Computarizada Abdominal sin medio de contraste. La flecha muestra una litiasis en pelvis renal izquierda.
D. "UROTAC", fase tardía con eliminación de medio de contraste en vía urinaria alta (Flecha).

Diagnóstico Diferencial

El cólico renal, sobre todo en sus formas atípicas, puede simular numerosas afecciones; ya sean estas renales, tales como: pielonefritis aguda, embolia, infarto renal. [7] [16]

Genitales como: torsión de cordón espermático, torsión de ovario, embarazo extrauterino, salpingitis. [7] [16]

Digestivas: apendicitis aguda, oclusión intestinal, diverticulitis, pancreatitis aguda, cólico biliar. [7] [16]

Vasculares: disección o rotura de aneurisma de aorta abdominal. [7] [16]

Neurológicas: lumbo-ciatalgia, neuralgia lumbo-abdominal o ilio-lumbar. [7]

Tabla 1. Diagnóstico diferencial del cólico renal

Diagnóstico diferencial del cólico renal	
Diferencias	**Características diferenciales de la historia y el examen**
Pielonefritis	Fiebre y riñón (la obstrucción con sepsis es una emergencia; si se sospecha obstrucción: hacer imágenes inmediatamente)
Dolor músculo esquelético	Empeora con el movimiento
Apendicitis	Sensibilidad o irritación peritoneal en la fosa ilíca derecha
Colecistitis	Empeora con el consumo de alimentos ricos en grasas; sensibilidad en hipocondrio derecho
Diverticulitis	Síntomas intestinales asociados; generalmente dolor en la fosa ilíca izquierda
Ruptura de aneurisma de la aorta abdominal	Mayor edad; factores de riesgo vasculares
Torsión testicular	Dolor testicular a la palpación
Problemas ginecológicos (por ej. patología del ovario, ruptura de embarazo ectópico)	Edad más joven, dolor pélvico

Fuente: Manejo del cólico renal en urgencias [15]

Tratamiento

El manejo de la urolitiasis está enfocado inicialmente en el tratamiento del dolor y posteriormente el evitar la morbilidad desencadenada de los efectos de la obstrucción del sistema renoureteral. [6] [7]

El manejo analgésico debe iniciar incluso antes de llegar al diagnóstico de urolitiasis, ya que como se ha mencionado anteriormente el dolor puede ser muy severo e incapacitante, sin embargo en algunas investigaciones realizadas se ha determinado que el manejo del mismo puede resultar ineficiente en algunos pacientes. [6]

En el servicio de emergencia, la administración de analgésicos debe ser rápida, simple de administrar y acorde con la clínica del paciente. Muchas veces es necesario combinar o adicionar analgésicos con el fin de lograr un control adecuado del dolor. Es importante conocer cuál es el mejor medicamento dependiendo de cada patología para disminuir la necesidad de administrar un segundo analgésico y de esta forma disminuir los efectos colaterales de la administración de varios medicamentos. [6] [15]

En cuanto al manejo de dolor del cólico renal, las recomendaciones han cambiado con el pasar de los años. Hasta hace varios años los estudios reportaban que la administración de tramadol era igual de efectiva que el ketorolaco en el control del dolor. [6]

Sin embargo investigaciones posteriores indican que los antiinflamatorios no esteroideos (AINES) son más efectivos en la reducción del dolor que los opioides, por lo que las guías de urolitiasis de la Asociación Europea de Urología recomiendan el uso de AINES sobre los opioides, como primera opción terapéutica, generalmente se administran por vía parenteral, ya que el paciente suele tener náuseas y vómitos. [6]

La unión de ketorolaco y morfina mostró buenos resultados. El calor local en el abdomen y en la parte baja de la espalda puede disminuir el dolor en el cólico nefrítico. [6]

Pathan, et al. compararon la efectividad de tres esquemas analgésicos para el manejo del cólico nefrítico en el departamento de emergencias, para esto randomizaron tres grupos de pacientes, al primer grupo lo trataron con paracetamol (1g/100mL) endovenoso, al segundo grupo con diclofenaco (75 mg/3mL) intramuscular y el tercero con morfina (0,1 mg/Kg) endovenosa. En esta investigación se obtuvo que el diclofenaco fue más efectivo que la morfina y el paracetamol (con un nivel de significación estadística (p<0,05) para el alivio del dolor en caso de cólico nefrítico, mientras que no se obtuvieron diferencias significativas entre el paracetamol y la morfina. Las reacciones secundarias fueron más frecuentes entre los pacientes en los que se utilizó la morfina. [9]

Sin embargo, Sin, et al. analizaron comparativamente el paracetamol endovenoso y la morfina en el alivio de los pacientes con cólico nefrítico. Estos investigadores afirman que el alivio del dolor y la ausencia de efectos adversos favorecieron al paracetamol endovenoso, pero que no hay evidencia suficiente para sustituirlos. Al comparar al paracetamol con antiinflamatorios no esteroideos como el piroxicam o el diclofenaco, no hubo diferencias significativas en su efectividad. Los autores concluyen que los datos obtenidos sobre la eficacia, seguridad, y en la relación costo-beneficio para el paracetamol por vía endovenosa no es suficiente para aconsejar que pueda sustituir a los opioides en el tratamiento del cólico nefrítico en el departamento de emergencias. [17]

En los casos en los que se confirme la presencia de una infección asociada, esta debe ser tratada antes de realizar cualquier procedimiento endourológico. La descompresión urgente de la obstrucción está indicada en pacientes con posible infección del tracto urinario con signos de sepsis. [6] [11]

En las gestantes, el tratamiento de la litiasis no complicada es conservador, con reposo en cama, hidratación adecuada y analgesia. [6]

La litiasis ureteral se trata con observación y evaluaciones periódicas en los casos nuevos, con un tamaño menor a los 10 mm, si la extracción activa no está indicada. En estos casos, el uso de bloqueadores alfa o de bloqueadores de los canales de calcio pueden favorecer la expulsión espontánea del cálculo. [6]

Las opciones de tratamiento urológico en la litiasis ureteral son la litotripsia extracorpórea, en los casos en que el cálculo sea menor de 10mm o se localicen en la porción proximal del uréter. Este procedimiento no es tan efectivo como la ureteroscopia, pero se asocia a una tasa de complicaciones menor; además, está completamente contraindicado durante el embarazo. [6]

Para los cálculos que superan los 10 mm de diámetro, en la porción distal del uréter, se prefiere la ureteroscopia, en los que también la nefrolitotomía percutánea puede ser una opción de tratamiento válida. Cuando ninguna de las opciones terapéuticas mencionadas resuelve el cuadro, queda la opción de la extracción de la litiasis de forma quirúrgica (laparoscópica o abierta). [6]

1. Bogduk HMaN. IASP. [Online].; 2018 [cited 2020 Agosto 10. Available from: https://www.iasp-pain.org/Education/Content.aspx?ItemNumber=1698#Pain.

2. Arco DJd. ELSEVIER. [Online].; 2015 [cited 2020 Agosto 10. Available from: https://www.elsevier.es/es-revista-farmacia-profesional-3-articulo-curso-basico-sobre-dolor-tema-X0213932415727485.

3. Ancizu FJ. Clínica Universidad de Navarra. [Online].; 2018 [cited 2020 Agosto 11. Available from: https://es.scribd.com/document/419260065/Medicina.

4. Carbó G. Hospital de Sagunto. [Online].; 2016 [cited 2020 Agosto 11. Available from: http://sagunto.san.gva.es/documents/7967159/7992985/Gu%C3%ADa+cólico+renoureteral.pdf.

5. Leveridge M. European Journal of Emergency Medicine. [Online].; 2016 [cited 2020 Agosto 11. Available from: https://scihub.to/10.1097/MEJ.0000000000000324.

6. Flores MPAM. Universidad Central Del Ecuador. [Online].; 2018 [cited 2020 Agosto 11. Available from: http://www.dspace.uce.edu.ec/bitstream/25000/16127/1/T-UCE-0006-CME-023P.pdf.

7. Esquena DS. Fundación Puigvert, Barcelona, España - Manual de Endourología. [Online].; 2016 [cited 2020 Agosto 15. Available from: https://www.urologosdechile.cl/urolchi/wp-content/uploads/2018/05/Manual_endourologia_web.pdf.

8. Shoag J. National Kidney Foundation. [Online].; 2015 [cited 2020 Agosto 15. Available from: https://sci-hub.tw/https://doi.org/10.1053/j.ackd.2015.04.004.

9. Pathan SA. A comparative, epidemiological study of acute renal colic presentations to emergency departments in Doha, Qatar, and Melbourne, Australia. International Journal of Emergency Medicine. 2018 Enero; 11(1).

10. García-Perdomo HA. Fisiopatología asociada a la formación de cálculos en la vía urunaria. Revista Urología Colombiana. 2016 Febrero; 25(II).

11. Susaeta DR. ScienceDirect. [Online].; 2018 [cited 2020 Agosto 15. Available from: https://www.sciencedirect.com/science/article/pii/S0716864018300270.

12. Patti L. EUROPE PMC. [Online].; 2020 [cited 2020 Agosto 15. Available from: https://europepmc.org/article/med/28613743.

13. (MFYC) OBM. Servicio Navarro de Salud - Osasunbidia. [Online].; 2018 [cited 2020 Agosto 16. Available from: http://www.cfnavarra.es/salud/PUBLICACIONES/Libro%20electronico%20de%20temas%20de%20Urgencia/9.Urologicas/Colico%20nefritico.pdf.

14. Valero DMP. Centro de Salud de Godelleta. [Online].; 2017 [cited 2020 Agosto 16. Available from: http://www.san.gva.es/documents/246911/251004/guiasap023coliconefritico.pdf.

15. Herazo MES. Manejo del cólico renal en urgencias. Recimundo. 2020 julio.

16. Artola DLP. Urgencias Urológicas Artola DLP, editor. Uruguay: Nolver; 2018.

17. Sin B. Academic Emergency Medicine. [Online].; 2016 [cited 2020 agosto 27. Available from: https://scihub.to/10.1111/acem.12921.

CAPÍTULO 7

ESGUINCE DE TOBILLO
Fanny Katherine Tupiza Luna

Introducción

Los esguinces de tobillo son uno de los problemas ortopédicos que más a menudo se presentan en emergencia y consultorios de atención primaria, pudiendo ser desde un simple estiramiento hasta una rotura completa de al menos un ligamento; tomando en cuenta que casi el 100% del peso corporal está a cargo de la articulación del tobillo durante la deambulación; una lesión a este nivel puede generar un alto tiempo de discapacidad.[1] Son lesiones que pueden afectar a la población en general en su vida diaria, pero frecuentemente afecta a los deportista quienes son aproximadamente el 50 % de los casos y en particular los basquetbolistas.[2]

Anatomía y biomecánica del complejo articular del tobillo

Es una articulación sinovial altamente congruente, conformado por la tibia, peroné, astrágalo, calcáneo, dividido en dos articulaciones tipo bisagra la tibioastragalina y la subastragalina, por lo que permite el movimiento en un solo eje bimaleolar; las mismas que posibilitan la dorsiflexión, flexión plantar, inversión y eversión.[3]

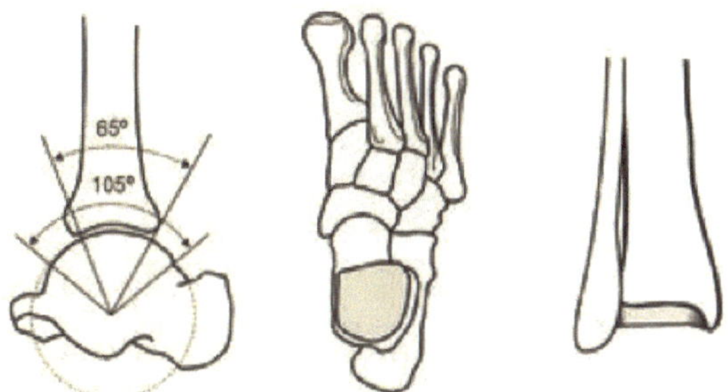

Figura 1. Anatomía ósea del tobillo. [4]

El astrágalo es un hueso tarsiano de forma irregular cubierto más del 60% por un cartílago articular sin inserciones musculares; la cúpula del astrágalo es convexa en su eje anteroposterior y levemente cóncava en el eje medio lateral lo que permitirá un rango de movimiento en ángulo agudo de 13 a 33° ubicando la parte anterior del astrágalo entre los dos maléolos para la flexión dorsal, tomando en cuenta que el maléolo lateral es más voluminoso que el maléolo medial, lo que explica una ligera oblicuidad de 20°; en ángulo obtuso de 23 a 56° moviendo el peroné proximalmente en rotación lateral y distalmente en rotación medial durante la flexión plantar.[5]

La estabilidad del tobillo es proporcionada por los ligamentos, los cuales son fibras conformadas por colágeno tipo I en el 85 %, lo que les da la característica densa de tejido conectivo; la orientación de los haces definirá su función específica. agrupándose en cuatro grupos: ligamentos colaterales mediales, laterales, tibioperoneos y los del seno del tarso. [3]

Los ligamentos colaterales lateral (LCL) es la estructura más lesionada, conformado por el peroneoastragalino posterior, tiene forma de abanico, siendo la más sólida del compartimiento, gracias a su estructura estriada; el peroneoastragalino anterior es una banda fina, convirtiéndolo en el más débil del compartimiento, se tensará y de este modo bloquea la sub-luxación anterior del astrágalo y diástasis tibioastragalina; por ultimo el extraarticular que es el ligamento peroneocalcáneo, se tensará en inversión, bloqueando la laxitud subtalar. [3]

Los ligamentos tibioperoneos son bandas cortas una anterior y dos posteriores, cuya función es mantener la sindesmosis tibioperoneo distal por encima del nivel articular.[3]

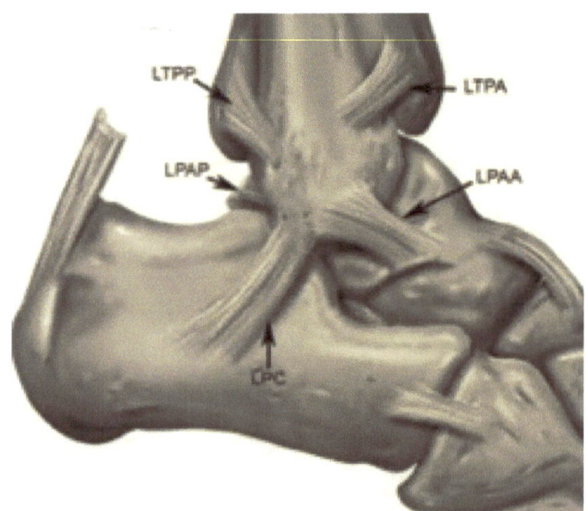

Figura 2. Ligamentos peroneos y tibioperoneos. LTPP: ligamento tibioperoneo posterior, LTPA: ligamento tibioperoneo anterior, LPC: ligamento peroneo calcáneo; LPAP: ligamento peroneoastragalino posterior, LPAA: ligamento peroneoastragalino anterior. [3]

Los ligamentos colaterales mediales (LCM) se originan en el maléolo tibial, tienen forma de abanico; formara un complejo ligamentario fuerte, llamado deltoides; compuesto por un ligamento profundo: el tibioastragalino, siendo el más fuerte y tres superficiales: tibioescafoideo, tibiospring, tibiocalcáneo. (3)

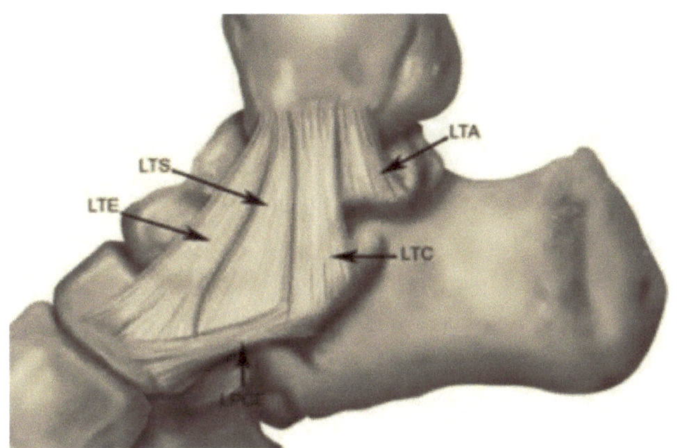

Figura 3. Esquema de ligamentos deltoideo. LTA: ligamento tibioastragalino, LTE: ligamento tibioescafoideo, LTC: ligamento tibiocalcáneo, LTS: ligamento tibiospring, LPCE: ligamento Spring. (3)

Epidemiologia

El esguince de tobillo agudo es una de las lesiones músculo esquelética más frecuente, ocurre por 10.000 personas al día en Estados Unidos y 1 por cada 10.000 habitantes al día en Gran Bretaña en los servicios de urgencias, además de generar un elevado costo por atención; las mujeres tienen un mayor riesgo teniendo su pico entre los diez y catorce años de edad en comparación con los hombres aunque su pico de incidencia se calculó entre quince y diecinueve años de edad; por otro lado se identificó que algunas prácticas deportivas predisponen a estas lesiones como el básquetbol en el 45%, futbol en el 31%; tomando en cuenta que el 25 % del tiempo de discapacidad de un deportista será suscitado por un esguince de tobillo. (6)

En el 85% de los casos se verá más afectada la estructura lateral, 5% medial y 10% sindesmóticos; por otro lado, cuando se afecta el ligamento lateral, el 75% corresponde al ligamento peroneoastragalino anterior y tan solo en un

25% el ligamento calcáneoperoneo. Adicionalmente se encontró que el 15% de las lesiones a nivel del tobillo no atribuidas al deporte pertenecen a fracturas. [7]

Factores de riesgo
Factores de riesgo intrínsecos
• Previa historia de esguince
• Dorsiflexión limitada
• Índice corporal bajo o alto
• Sexo femenino
• Tendón de Aquiles rígido y poco flexible
• Alteración biomecánicas y anatómicas del tobillo
• Deficiente interacción de la musculatura agonista – antagonista
• Postura o balance deficiente. [2]

Factores de riesgo extrínseco
• Tacos
• Práctica de deportes
• Inestabilidad articular
• Superficie donde ocurrió el percance.[2]

Clasificación del esguince de tobillo
Según el mecanismo que la generó.

Esguince lateral
El mecanismo se da cuando existe una combinación de flexión y supinación, produciendo una inversión del pie, lo que resultara un daño a nivel del complejo ligamentario lateral; los ligamentos se lesionan en una secuencia predecible, siendo el ligamento peroneoastragalino anterior el primero e incluso en algunos casos el único en ser lesionado, a medida que aumenta la fuerza inversora, esta inducirá rupturas mixtas del ligamento peroneoastragalino anterior y el ligamento calcáneoperoneo, provocando una inestabilidad significativa de la articulación del tobillo; pero si en algún caso se presenta una supinación muy brusca puede lesionar los tres ligamentos, asociándose con una lesión nerviosa significativa y generar una lesión más debilitante de la articulación. [8]

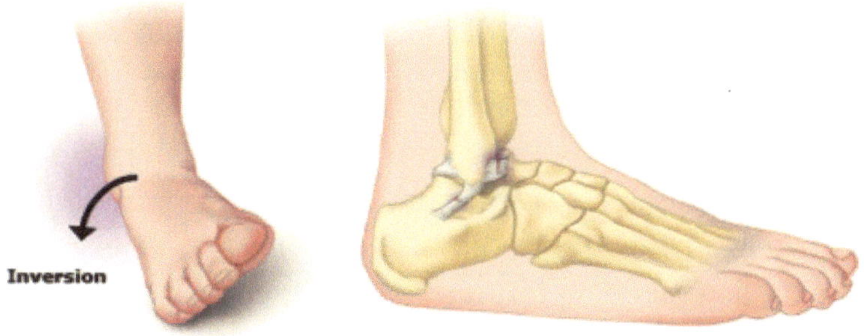

Figura 4. Mecanismo del esguince lateral.[8]

Esguince medial

El mecanismo se da cuando existe una eversión forzada del tobillo, pero tomando en cuenta que el complejo ligamentario deltoideo es el más fuerte de los ligamentos del tobillo, el daño muy pocas veces se dará a este nivel y con mayor frecuencia se presentará una fractura por avulsión del maléolo medial, debido a la fuerza que el complejo ligamentario ejerce sobre este. [8]

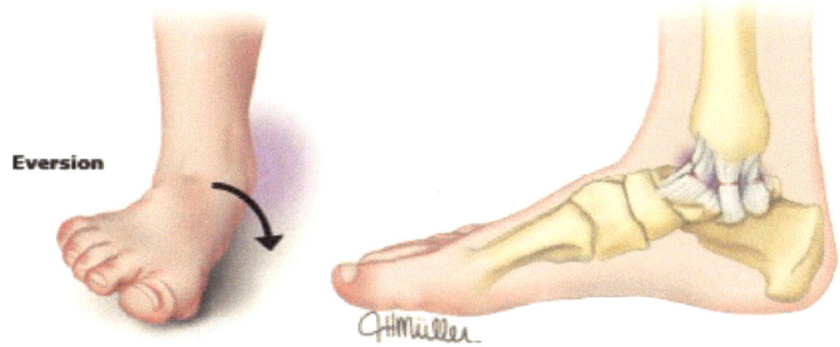

Figura 5. Mecanismo del esguince medial. [8]

Esguince sindesmótico

Son conocidos como esguinces de tobillo alto, causando dolor por encima de la articulación del tobillo, tomando en cuenta que la sindesmosis establecerá una estabilidad proximal fuerte al tobillo, pero no completamente rígido por tener una membrana interósea, que proporcionará una leve flexibilidad durante la marcha. El mecanismo se da cuando existe una dorsiflexión y eversión del tobillo, causando una lesión a nivel de las estructuras sindesmóticas, por una rotación interna de la tibia; esta tensión y la fuerza inducirá en primer lugar una ruptura del ligamento tibioperoneo anteroinferior, seguida de un desgarro de la membrana interósea y por último en muy raras ocasiones ruptura del ligamento tibioperoneo posteroinferior, aunque si la lesión es muy fuerte puede haber ruptura del ligamento deltoides medial o generar una fractura en espiral del peroné proximal conocida como fractura de Maisonneuve; causando una morbilidad significativa, en algunos casos llegando a una inestabilidad crónica, provocando un esguince de tobillo recurrente y posteriormente la formación de osificación heterotópica. [9]

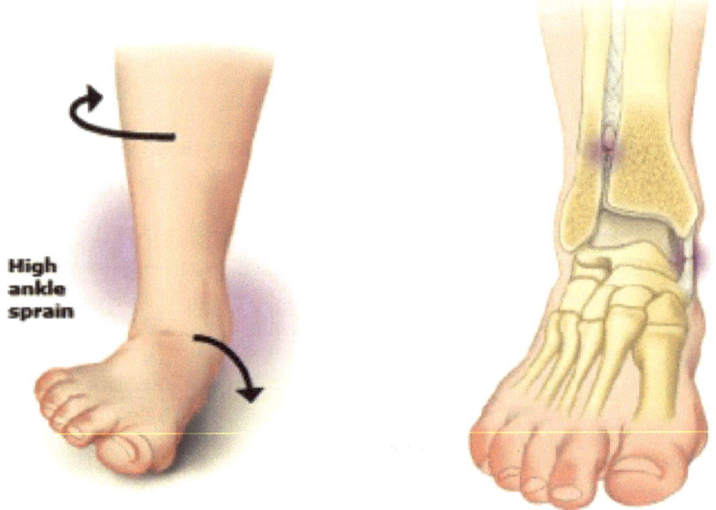

Figura 6. Mecanismo del esguince sindesmótico. [8]

Según la perdida funcional
Esguince grado 1

Existe un estiramiento leve, frecuentemente del ligamento peroneoastragalino anterior, con desgarros microscópicos, por esta razón producirá una sensibilidad puntual, leve hinchazón, sin inestabilidad mecánica en el examen físico, por lo que el paciente puede tolerar su propio peso y caminar. Al ser una patología benigna no se presenta frecuentemente en los centros de emergencia. [10]

Esguince grado 2

Existe un desgarro parcial o incompleto, frecuentemente del ligamento peroneoastragalino anterior y ligamento peroneocalcáneo, con desgarro macroscópico, por esta razón producirá sensibilidad puntual e indefinida, edema, equimosis; al examen físico se observa inestabilidad articular leve a moderada comprometiendo la movilidad articular y por ende el paciente no puede apoyar por completo el pie, tornándose la deambulación en una marcha antálgica.[11]

Esguince grado 3

Existe un desgarro total de los ligamentos peroneoastragalino anterior, ligamentos peroneoastragalino posterior y ligamento peroneocalcáneo, por esta razón producirá dolor intenso, hinchazón, equimosis; al examen físico se observa laxitud severa, aunque no puede ser evidente muchas veces por el edema y la contracción muscular. Los pacientes presentaran una inestabilidad mecánica por lo que no podrán soportar su peso y será imposible la deambulación.[8]

Evaluación clínica
Historial

Una buena historia clínica nos orientara a un correcto examen físico, investigar antecedentes familiares, personales como lesiones previas de tobillo por la alta probabilidad de volverse a torcer el tobillo, acciones deportivas como el basquetbol o el futbol, tipo de calzado, factores de riesgo, determinar si posterior al incidente el paciente pudo caminar o no; para poder llegar a comprender el mecanismo de la lesión y estratificar el riesgo de ruptura ligamentaria o fractura con objeto de dar un apropiado tratamiento.[1]

Examen físico
Inspección

Observar si existe tumefacción, edema, equimosis, para evaluar el grado del esguince; además comprobar a nivel del perímetro del tobillo alguna anomalidad, siendo estos indicadores de severidad.[11]

Palpación

Palpar con los pulpejos del dedo índice y medio, primero todo el peroné tomando en cuenta que una lesión sindesmótica, probablemente este asociada con una fractura, seguido de la tibia sobre todo en prominencias óseas, y por último el pie, en particular el hueso navicular y base del quinto metatarsiano, con el fin de encontrar sensibilidad; si se aprecia un déficit tisular al palpar el tendón de Aquiles se puede realizar la prueba de Thompson.[11] La prueba de Thompson valorará si existe afectación del tendón de Aquiles, traccionando los músculos posteriores de la tibia; consiguiente si no se nota ningún movimiento en el tobillo es positivo que significaría una ruptura del tendón de Aquiles.[12]

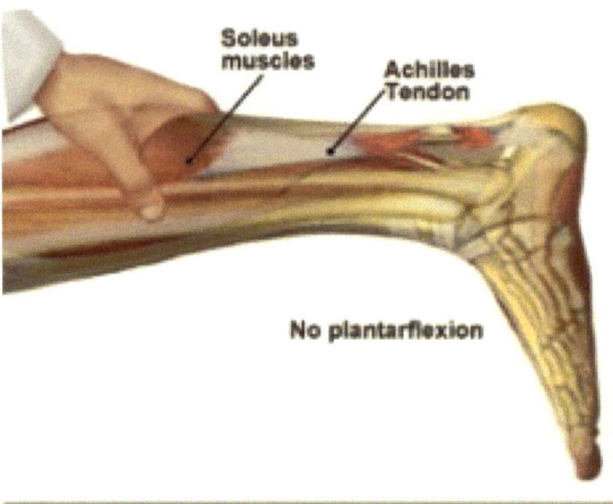

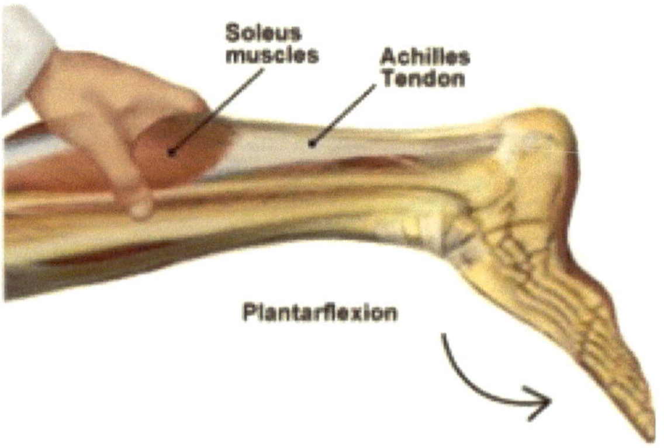

Figura 7. Maniobra de Thompson. [13]

Escala del dolor

Se utiliza la Escala Visual Analógica que evaluará una respuesta psicométrica, donde 1 significa dolor insignificante y el 10 significa dolor intolerable, siendo muy subjetiva y dependerá del umbral del dolor muy propio de cada persona. [11]

Test de Daniel's

Es una escala que evaluara la fuerza muscular en un movimiento articular, consiste en pedirle al paciente que flexione el pie con una resistencia, con el fin de que el paciente pueda vencerla sin problema, sin olvidar comparar con el contralateral. El grado 5 significa movimiento activo, con resistencia máxima y vence la gravedad, el grado 4 tendrá una resistencia parcial, pero vence la gravedad, el grado 3 vence la gravedad, pero no la resistencia, el grado 2 no vence la resistencia, ni la gravedad, el grado 1 a diferencia de los anteriores que existía movimiento activo en este solo se observará una contracción muscular, pero sin movimiento y por último el grado 0 no se logra observar ni la contracción. [11]

Si al examen físico no se observa edema, equimosis, no cumple con criterios de Ottawa y en las maniobras de exploración física no provocan dolor, es muy probable que no exista lesión estructural y sea un esguince grado 1.[8]

Pruebas especiales
Prueba de compresión

Se coloca una mano a 15 – 20 cm por debajo de la rodilla, a nivel del eje de la diáfisis distal, comprimiendo el peroné contra la tibia en dirección anteromedial a posterolateral; es positiva si induce dolor en la zona anterolateral, en la región del ligamento tibioperoneo anterior, por lo que se debe descartar un esguince sindesmótico.[11]

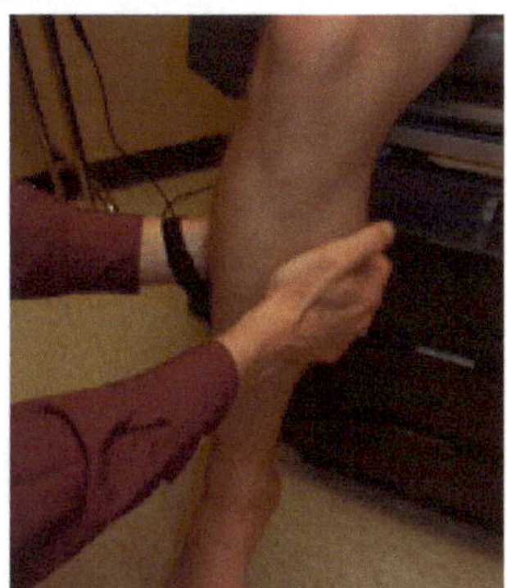

Figura 8. Prueba de compresión para lesiones sindesmóticas.[8]

Prueba de esfuerzo en rotación externa

Consiste en estabilizar la articulación del tobillo, sujetando el peroné lateral y la tibia con una mano, al mismo tiempo sujeta la cara plantar del pie forzando suavemente la rotación externa; el dolor significara que es altamente sugestiva de lesión ligamentosa sindesmótica distal.[8]

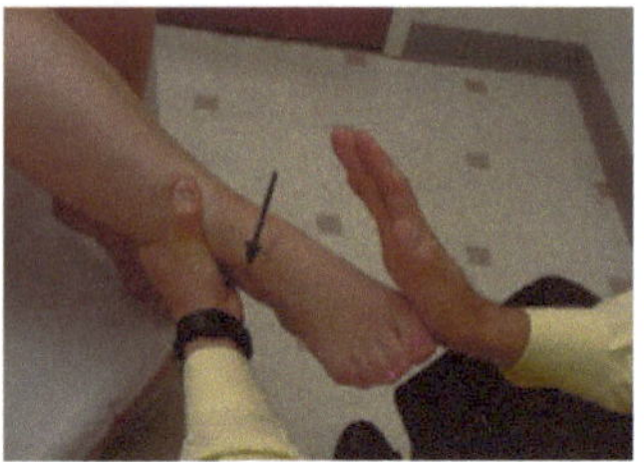

Figura 8. Prueba de esfuerzo en rotación externa.[8]

Prueba del cajón anterior

Consiste en fijar con una mano la región distal de la pierna, mientras el pie del paciente se asienta sobre el brazo del examinador, con la otra mano sujeta el talón y tracciona hacia el pie hacia delante; es positiva si existe un desplazamiento anterior mayor a 10 milímetros del astralago sobre la tibia, aunque se deberá valorar la articulación no lesionada, para ver la laxitud del paciente, por lo que será positiva si la traslación anterior es superior a 5° en comparación del talón contralateral, esto sugiere una lesión del ligamento talofibular anterior. En vista de que el edema, el dolor y los espasmos musculares podrían impedir una óptima valoración, se sugiere realizar 4-5 días después de la lesión para una mejor sensibilidad y especificidad. [1]

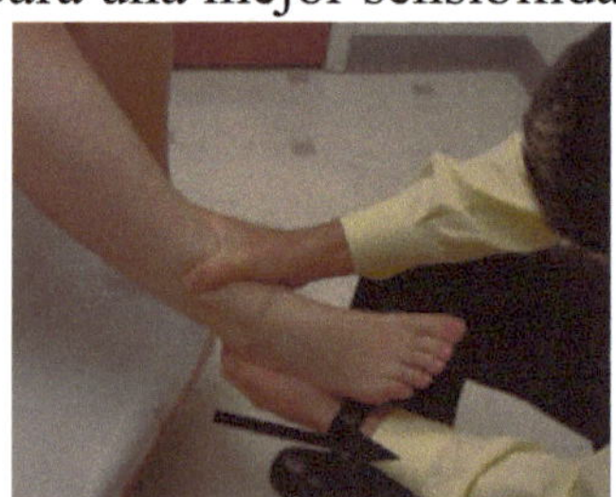

Figura 9. Prueba del cajón anterior. [8]

Prueba de inclinación del astrágalo

Se estabilizará la región distal de la pierna y el examinador la pondrá en posición neutral, se aplicará fuerza de inversión suave, valorándolo con su contralateral el grado de inversión, para de este modo detectar una inversión excesiva del astrágalo, ya que el tobillo lateral será inestable, sugiriendo una lesión a nivel del ligamento peroneoastragalino anterior y el talofibular anterior. Del mismo modo que el anterior se debe tomar en cuenta que el edema, el dolor y los espasmos musculares podrían impedir una óptima valoración, por lo que se sugiere realizar 4 – 5 días después de la lesión para una mejor sensibilidad y especificidad. [8]

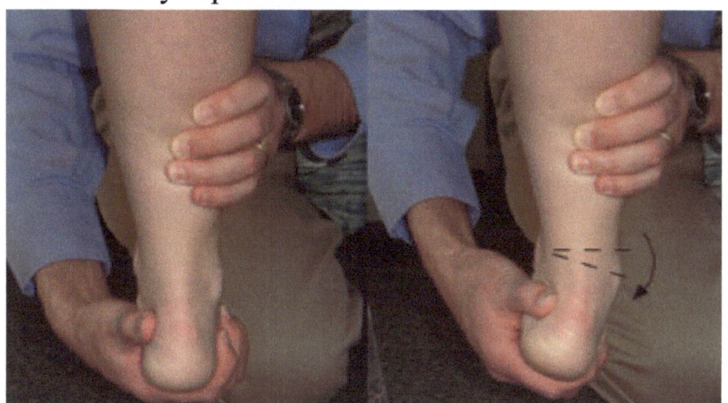

Figura 10. Prueba de inclinación del astrágalo. [8]

Examen diferido

Existen estudios donde se observa que aplazar el examen físico por 4 o 5 días tiene mejor sensibilidad y especificidad para valorar lesiones ligamentosas o inestabilidad de la articulación, además de un mejor diagnóstico y tratamiento; pero si se trata de un esguince grado 1, se puede tener un buen manejo sin diferir su examen físico. [8]

Diagnóstico por imagen
Modalidad de imagen

Existen varios estudios donde se demuestra que la resonancia magnética no es superior a la radiografía simple, sin embargo, en un paciente que no manifiestan mejoría posterior a 8 semanas de tratamiento conservador o presentan inestabilidad residual de la articulación, bloqueo articular y en algunos casos se piensa en seguir un procedimiento quirúrgico es importante realizar una resonancia magnética. La radiografía simple es muy necesaria para observar signos indirectos y hacer mediciones para descartar compromiso ligamentario, de esta manera tener un buen diagnóstico y un óptimo tratamiento. El esguince puede cursar con fracturas maleolares, tibio talar, subtalar, luxaciones de la articulación, fracturas condrales, procesos artrósicos; por consiguiente es importante las tres proyecciones y la importancia de cada una: la proyección antero-posterior valorara la tibia y el peroné distal así como el domo talar, un espacio claro medial mayor a 4 milímetros se asocia con lesión del ligamento deltoideo; la proyección lateral nos permite observar la superficie articular tibioastragalino y el maléolo posterior; la proyección de mortaja observaremos el domo talar, maléolo lateral, superficie articular tibioastragalino, además podemos medir el espacio claro lateral, asociado con lesión del ligamento lateral del tobillo si es mayor a 4 milímetros. [7]

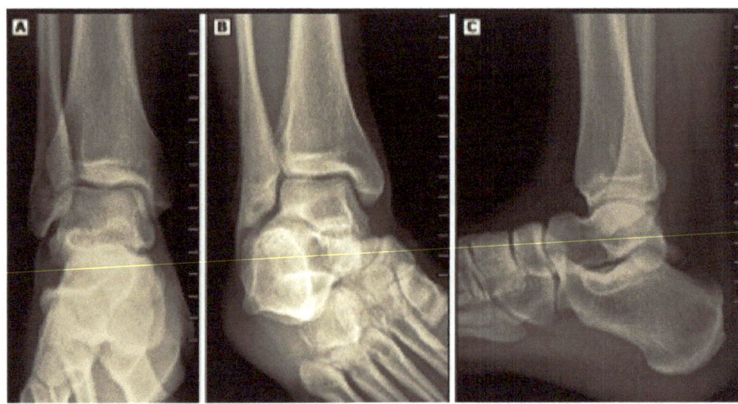

Figura 11. Radiografía del tobillo derecho normal. Proyecciones anteroposterior (A), oblicua o mortaja (B) y lateral (C). [8]

Reglas de tobillo de Ottawa

Las reglas de Ottawa son usadas en los servicios de emergencias para pacientes que presentan un esguince de tobillo agudo, su objetivo es reducir el número de radiografías innecesarias; fueron aprobadas y validadas en múltiples revisiones sistemáticas, con muy buenos resultados, tanto en pacientes adultos como pediátricos; aunque existen circunstancias específicas en la que no se puede aplicar estas reglas, como en pacientes diabéticos por tener sensibilidad reducida o pacientes intoxicados donde es imposible valorarlos. [8]

Se requiere una radiografía de tobillo si existe:

- Dolor en la zona maleolar
- Sensibilidad ósea a 6 cm distales del borde posterior del peroné
- Imposibilidad para soportar peso inmediatamente post traumatismo, o en el servicio de urgencias imposibilidad de dar 4 pasos seguidos sin ayuda.[14]

Se requiere una radiografía de pie si existe:
- Dolor en la zona del mediopié
- Sensibilidad ósea en la base del quinto metatarsiano
- Sensibilidad ósea en el hueso navicular o hueso escafoides
- Imposibilidad para soportar peso inmediatamente post traumatismo, o en el servicio de urgencias imposibilidad de dar 4 pasos seguidos sin ayuda.[14]

Diagnostico

Una buena historia clínica es indispensable para correlacionarlo con el examen físico previamente explicado, con el fin de diagnosticar un esguince leve o moderado y según las reglas de Ottawa se realizará un estudio imagenológico para lesiones de alta energía, o en aquellos que no se puede aplicar dichas reglas. Es fundamental ver el tipo de marcha, tomar en cuenta los pulsos tanto de la arteria dorsal del pie como la arteria tibial posterior. [15]

Diagnostico diferencial

El diagnostico diferencial puede aclararse con la historia clínica y el examen físico exhaustivo del paciente, en un traumatismo severo o cuando las reglas de Ottawa no se pueden aplicar, las imágenes son una herramienta útil para aclarar.
- Subluxación
- Rotura de tendón
- Fractura por estrés
- Fractura
- Tendinopatía del tobillo que no es de Aquiles
- Etc.

Tratamiento

Terapia inmediata

El objetivo primordial es limitar el dolor, disminuir el edema y preservar el rango se movimientos; existe una mnemotecnia para recordar los componentes esenciales del tratamiento agudo es PRICEMMM. [1]

- P: protección de la articulación con inmovilizadores para evitar nuevas lesiones.
- R: reposo, limitando la carga de peso con uso de muletas o bastón.
- I: hielo se debe aplicar 20 minutos directamente sobre la piel afectada cada hora por 48 horas; el cual será efectivo siempre que existe hinchazón.
- C: compresión con un vendaje, para ayudar a la reabsorción del edema, lo que favorecerá una movilidad más temprana.
- E: elevar el tobillo, mejorando el retorno venoso y por lo consiguiente disminuirá el edema.
- M: medicamentos como los AINE tanto orales como tópicos, algunos parches de diclofenaco en una revisión sistemática mostraron mejor efecto.
- M: modalidades como la estimulación eléctrica del musculo para no perder la fuerza muscular y mantener el rango de movimiento.
- M: movimiento como la flexión plantar, dorsiflexión y círculos, están indicados en etapas tempranas cuando el dolor y el edema empiecen a disminuir y no perder los rangos de movilidad. [1]

Inmovilización

Los datos de revisiones sistemáticas sugieren que la inmovilización temprana reducen los días de discapacidad y da mejores resultados; los esguinces grado I no necesitan inmovilización, simplemente el tratamiento será con una venda elástica por 5 días post lesión, son fundamentales para controlar el edema; los esguinces grado II van a necesitar una venda elástica y una férula que se mantenga de 4 a 6 semanas y por último los esguince grado III es al momento controvertido y no hay datos exactos de su beneficio, ya que la mayoría van a necesitar procedimientos quirúrgicos. [10]

Rehabilitación
Enfoque y ejercicios

La rehabilitación funcional temprana ayuda a prevenir la inestabilidad crónica y por ende lesiones recurrentes; se empieza con estiramiento del tendón de Aquiles, círculos con los pies, caminar punta- talón, dibujar letras en el aire con el dedo gordo del pie, flexión dorsal, inversión, eversión, ejercicios de propiocepción, caminar sobre superficies diferentes; existen varios estudios donde se manifiesta que la rehabilitación supervisada puede ser ventajosa para los pacientes que necesiten incorporarse lo más pronto posible a su trabajo o al deporte. La terapia articular manual moviliza la articulación talocrural en el plano anteroposterior, reduciendo el dolor y mejorando el rango de dorsiflexión al cabo de un mes. El entrenamiento debe ser progresivo según cada persona, primero caminata progresando a trotar, trotar – correr, correr, correr con cambio de dirección. [8]

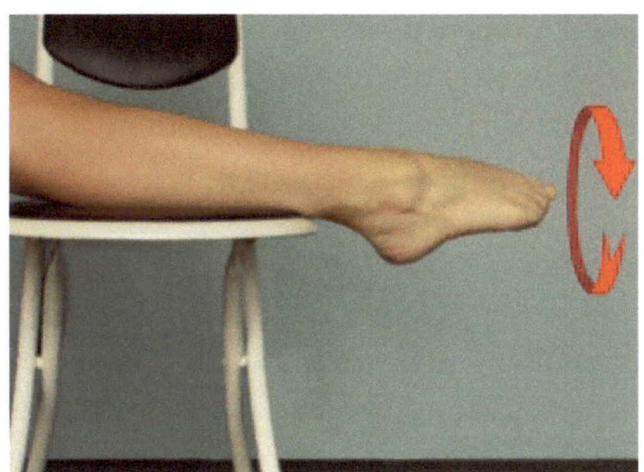

Figura 12. Circulos del tobillo y pie. [8]

Férulas y aparatos ortopédicos

El uso de férulas, aparatos ortopédicos y vendajes disminuyen la inestabilidad articular, de esta manera protegen al tobillo de nuevas lesiones y limitan el edema; diferentes estudios mostraron que independientemente del uso de vendajes, aparato ortopédico semirrígido o un aparato ortopédico con cordones, los resultados fueron los mismo en 6 meses posterior a la lesión. [16]

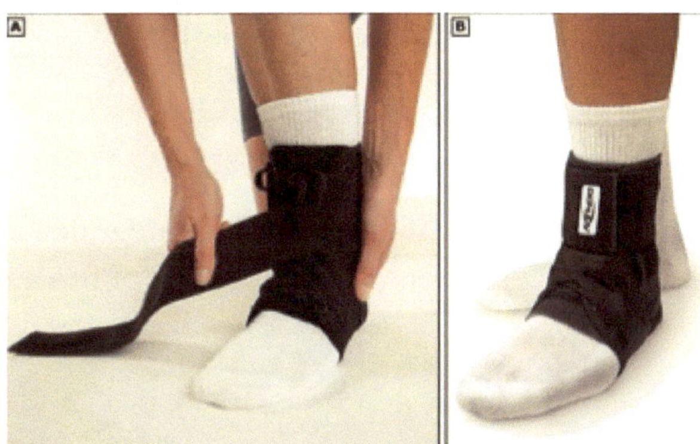

Figura 13. Aparato ortopédico con cordones. [8]

Cirugía

La cirugía para reparar ligamentos rotos se considera en pacientes deportistas o en quienes tienen una alta demanda de fuerza física e impongan todo el peso en la articulación del tobillo; no está claro si los pacientes con esguince de tobillo agudo se benefician realmente de la cirugía, puesto que se incluyen costos y los riesgos quirúrgicos.[8]

Ultrasonido y otras terapias propuestas

Existen varias revisiones sistemáticas donde se aclara que el ultrasonido, laser a baja intensidad, oxigenoterapia hiperbárica y terapia ricas en plaquetas no son un tratamiento eficaz.[8]

Inestabilidad crónica del tobillo

El 70 % de los pacientes con esguince de tobillo se recuperan completamente pero el 30% generara una articulación inestable crónica, el paciente se queja de que siente desestabilización, teniendo que modificar sus actividades diarias o deportivas. Es imposible predecir quienes desarrollaran una inestabilidad; existe un estudio de cohorte que demuestra que no existe relación de la gravedad del esguince inicial con la morbilidad a futuro. [17][18]

Prevención

Apoyo externo

El uso de aparatos ortopédicos y vendajes en deportistas van a reducir significativamente la frecuencia de esguinces pero no la gravedad, independientemente de si tiene o no un antecedente de esguince de tobillo; a diferencia de pacientes no deportistas con uso de aparatos ortopédicos y vendajes con antecedentes de esguince de tobillo, se ve disminución del riesgo de lesiones.[19]

Entrenamiento físico

Entrenamiento de equilibrio, así como regímenes integrales de entrenamiento neuromuscular va a reducir el riesgo de esguince de tobillo en deportistas. [18]

Reposo para el paciente

El Reposo de un paciente va a depender de que tan grave fue el esguince de tobillo; el esguince lateral sin ruptura del ligamento será de aproximadamente 2 semanas, siempre y cuando el trabajo no sea realizar fuerza; en el caso de lesiones más graves donde existe ruptura parcial o total de un ligamento el tiempo de reposo será de aproximadamente de 6 a 8 semanas, de la misma manera tomando en cuenta la naturaleza del trabajo y si este requirió cirugía por un esguince de tobillo severo quedara a criterio del cirujano, aunque suele tardar de 12 a 16 semanas para que el paciente vuelva a sus actividades normales.[19]

1.Robalino Vásconez VG, Álvarez Mejía WR, Paz Cevallos WR. "Complicaciones por esguinces de tobillo en pacientes de 20 a 50 años de edad atendidos en Traumatología del Hospital Militar Quito , durante el período de enero 2015 a febrero 2017 [Internet]. Vol. 1, Universidad Central del Ecuador. [Quito]: Universidad Central del Ecuador; 2017. Available from: http://www.pusdatin.kemkes.go.id/resources/download/pusdatin/profil-kesehatan-indonesia/Data-dan-Informasi_Profil-Kesehatan-Indonesia-2017.pdf%0Ahttp://www.journal.unair.ac.id/filerPDF/KESLING-1-2-08.pdf%0Ahttp://repository.uinjkt.ac.id/dspace/bitstream/1

2.Calvo F, Gen S, Pérez D. Conservative management of ankle sprains. Rev Médica Sinerg. 2020;5(6).

3.Zaragoza-velasco K, Fern S. Ligamentos y tendones del tobillo : anatomía y afecciones más frecuentes analizadas mediante resonancia magnética. An Radiol México. 2013;12(2):81–94.

4.Viladot Voegeli A. Anatomía funcional y biomecánica del tobillo y el pie [Internet]. Revista Española de Reumatología. 2003 [cited 2020 Aug 7]. p. 469–77. Available from: https://www.elsevier.es/es-revista-revista-espanola-reumatologia-29-articulo-anatomia-funcional-biomecanica-del-tobillo-13055077

5.Tobillo A. Anatomía del Tobillo. Rev Española Artrosc y Cirugía Articul. 2020;27(1):5–11.

6.Sanhueza R, González J, Vargas C, Silva J. Estudio epidemiológico de 5.114 pacientes con esguinces de tobillo atendidos en el Servicio de Urgencia del Hospital del Trabajador de Santiago. Rev Chil Ortop y Traumatol. 2006;44(0716–4548):53–108.

7.Antonio J, Casas C. Abordaje del esguince de tobillo para el médico general. Rev la Univ Ind Santander Salud. 2015;47(1):85–92.

8.Maughan K. Esguince de tobillo [Internet]. UpToDate. 2019 [cited 2020 Aug 18]. Available from: https://www-uptodate-com.bibliotecavirtual.udla.edu.ec/contents/ankle-sprain?source=history_widget

9.Castro-Guerrero D, Rosas-Medina J. Inestabilidad residual de tobillo en pacientes con lesión de la sindesmosis sin fractura tratados con tornillos situacionales. Acta Ortopédica Mex. 2019;33(5):292–6.

10.Rodríguez Molina JA, Chong Cevallos PJ, Tixe Peralta JC, Leyton Acuña RA. Tratamiento conservador del esguince de tobillo. Rev Científica Mundo la Investig y el Conoc. 2019;3(3):11–9.

11.Cueva J. Kinesiotaping en el tratamiento fisioterapéutico del Esguince de Tobillo Grado II. Federación Deportiva de Chimborazo 2018-2019 [Internet]. Universidad Nacional De Chimborazo. Universidad Nacional De Chimborazo; 2019. Available from: http://dspace.unach.edu.ec/handle/51000/5780

12.Diaz J. Valoración Manual [Internet]. Segunda. Díaz J, editor. Vol. 1, Elseiver. Barcelona: Elseiver España; 2020 [cited 2020 Aug 18]. 152–153 p.Availablefrom: https:books.google.esbookshl=es&lr=&id=ATcDwAAQBAJ&oi=fnd&pg=PP1&dq=prueba+de+Thompson+esguince+&ots=Y37b_cyON&sig=XxVteBX9GM2JatY127uoWFIVOWs#v=onepage&q=thompson&f=false

13. Manzaneda A. La rotura del tendón de Aquiles en el deporte y su protocolo de recuperación [Internet]. Universidad de Granada (España). [Buenos Aires]: Universidad de Granada (España); 2008 [cited 2020 Aug 18]. Available from: https://www.efdeportes.com/efd127/la-rotura-del-tendon-de-aquiles-en-el-deporte.htm

14. Tarrillo M. Valor de los criterios de Ottawa en el diagnóstico de fractura de tobillo - Hospital Regional Docente Las Mercedes – Chiclayo. Universidad Nacional Pedro Ruiz Gallo; 2020.

15. Vacquerie. V. Esguinces de tobillo en niños y adolescentes. EMC - Podol. 2020 Jul 1;22(3):1–9.

16. Ferrari-Portafaix C. Férulas de reposo del pie del adulto: desde la ortesis de serie hasta el moldeado a medida. EMC - Podol. 2019 May 1;21(2):1–6.

17. Van Ochten JM, Van Middelkoop M, Meuffels D, Bierma-Zeinstra SMA. Chronic complaints after ankle sprains: A systematic review on effectiveness of treatments. J Orthop Sports Phys Ther [Internet]. 2014 Nov 1 [cited 2020 Aug 19];44(11):862–71. Available from: https://pubmed.ncbi.nlm.nih.gov/25299494/

18. Doherty C, Bleakley C, Delahunt E, Holden S. Treatment and prevention of acute and recurrent ankle sprain: An overview of systematic reviews with meta-analysis [Internet]. Vol. 51, British Journal of Sports Medicine. BMJ Publishing Group; 2017 [cited 2020 Aug 19]. p. 113–25. Available from: https://pubmed.ncbi.nlm.nih.gov/28053200/

19. Vuurberg G, Hoorntje A, Wink LM, Van Der Doelen BFW, Van Den Bekerom MP, Dekker R, et al. Diagnosis, treatment and prevention of ankle sprains: Update of an evidence-based clinical guideline. Br J Sports Med [Internet]. 2018 Aug 1 [cited 2020 Aug 19];52(15):956. Available from: https://pubmed.ncbi.nlm.nih.gov/29514819/

CAPÍTULO 8

SÍNDROME NEFRÓTICO: GENERALIDADES QUE TODO MÉDICO DEBE CONOCER

Andrea Alexandra Lárraga Pacuruco

Definición

El Síndrome Nefrótico (SN) es el término clínico que se aplica para las enfermedades glomerulares que según la ISKDC (por sus siglas en inglés, International Study of Kidney Disease in Children) se caracterizan por la presencia de los siguientes hallazgos: proteinuria masiva o en rango nefrótico definida por valores de proteínas en orina de 40mg/m2/hora o 1000 mg/m2/24 horas, hipoalbuminemia con determinación de albúmina sérica menor a 2.5gr/dl y alteraciones en el perfil lipídico con valores de colesterol mayor a 250mg/dl y triglicéridos mayor a 150mg/dl, acompañado clínicamente de edema. [1]

El SN se considera una enfermedad heterogénea y uno de los desórdenes glomerulares más frecuentes en la población pediátrica, dependiendo de la etiología y de la respuesta que el paciente presente frente al esteroide, se puede predecir la evolución y pronóstico de la enfermedad, desde la remisión exitosa del cuadro clínico hasta el compromiso grave de la función renal llegando inclusive a requerir terapia de reemplazo renal. [2]

Epidemiología

Se destaca un aumento significativo de la prevalencia de enfermedades renales crónicas en los países de América Latina, como indicador de la nueva epidemiología, siendo el Síndrome Nefrótico de tipo Idiopático (SNI), el que justifica alrededor del 90% de los casos de Nefrosis en la infancia.

La incidencia mundial del SN es de 2 a 7 x 100. 000 en la población general, siendo la población pediátrica la más afectada, la prevalencia en niños menores de 16 años de edad es de 15 x 100.000 habitantes con una prevalencia acumulativa de 15,7 por 100. 000 niños. [3]

El SNI suele aparecer principalmente en niños de 2 a 8 años edad con una máxima incidencia entre los 3 y 6 años, hallazgos que se comparan con los presentados por el Hospital Verdi Cevallos Balda de la ciudad de Manta, a través de un estudio descriptivo transversal realizado en el año 2016 con 30 pacientes con diagnóstico de SNI, donde se evidenció que la mayor proporción de pacientes correspondía al sexo masculino en una proporción de 1.8: 1 con respecto a las niñas, con edades promedio entre los 2 y 6 años, es decir en edades escolares. [4]

En los adultos la proporción en cuanto a género es la misma con mayor prevalencia en adultos jóvenes. La incidencia familiar es de 3.35%

aproximadamente, existiendo una predisposición genética y factores ambientales determinantes en la distribución racial de esta enfermedad.

En cuanto a la distribución de los hallazgos histopatológicos de los pacientes con diagnóstico de SN, el 80% de los menores de 6 años al momento del debut de la patología (media de 2.5 años) presenta Enfermedad de Cambios Mínimos (ECM), siendo esta lesión la más frecuente, encontrándose en el 76% de los casos de SNI según los datos de la ISKDC. [5,6]

Etiología y Clasificación

Existen diferentes maneras en las que el médico puede clasificar a un paciente con diagnóstico de Síndrome Nefrótico, estas incluyen: por la etiología primaria – idiopática o secundaria, por la edad de presentación, por las características histopatológicas y por la respuesta frente a la terapia con corticoides.

Según la etiología el SN puede dividirse en 2 tipos: Síndrome Nefrótico Primario o de causa primaria que se presenta en el 95% de los pacientes entre 0 a 12 años de edad y dentro de este grupo tenemos al Síndrome Nefrótico Idiopático (SNI) como la entidad clínica más frecuente de etiología desconocida, representando del 80 al 90% de los casos , seguido del Síndrome Nefrótico Genético (aislado o sindrómico) presente en el 95 al 100% de los pacientes menores de 3 meses y en el 50 al 60% de los pacientes entre los 4 a 12 meses de edad; mientras que los demás casos se encuentran en el grupo del Síndrome Nefrótico Secundario con un 5% del total de pacientes, con etiología conocida de la enfermedad. Tabla 1 [3]

Tipos	Causas	Características
Síndrome Nefrótico Primario (95% de los niños entre 0 a 12 años)	Síndrome Nefrótico Idiopático (80-90% de los niños entre 2 a 8 años)	Síndrome Nefrótico Corticosensible
	Síndrome Nefrótico Congénito (aislado o sindrómico)	Síndrome Nefrótico Corticorresistente
		95-100% en niños <3 meses
		50-60% en niños 4 a 12 meses

Síndrome Nefrótico Secundario (5% de los niños entre 0 a 12 años)	Vasculitis / Enfermedades Autoinmunes	LES, Poliangeitis Microscópica, Sd. Goodpasture, Vasculitis por IgA
	Infecciones	Virus de la Hepatitis B y C, HIV, EB, Myoplasma, CMV, PVB 19, treponema, Toxoplasma, Malaria, Parásitos
	Drogas	Tiopronina, Penicilamina, Sales de oro, Pamidronate, interferón, everolimus, drugas antiretrovirales y quimioterápicos
	Diabetes	
	Cáncer (Linfoma, Leucemia)	

Tabla 1. Clasificación del Síndrome Nefrótico según la etiología
Realizado por: Autora
Fuente: The Italian Society for Pediatric Nephrology (SINePe)

Según la edad de presentación, aquellos pacientes menores de 3 meses de edad con diagnóstico de SN se denominan congénito y frecuentemente es causado por alteraciones genéticas o mutaciones en las proteínas podocitarias tales como la nefrina y en el caso que sea secundario se asocian en su mayoría a infecciones maternofetales, mientras que Síndrome Nefrótico Infantil se denomina a la presentación clínica de la patología en pacientes entre los 3 meses y el año de edad y también presenta una causa genética de base usualmente, por último denominamos Síndrome Nefrótico de la Niñez al que se presenta entre el año y los 18 años de vida. [7]

En cuanto a la clasificación histopatológica , el hallazgo más frecuente es la Enfermedad de Cambios Mínimos (ECM), donde se observa una microscopía de luz sin alteraciones en el tejido renal, mientras que bajo la microscopía electrónica se observa el esfacelamiento o retracción de los procesos podocitarios como hallazgo patognomónico, además existen otros hallazgos patológicos menos frecuentes , proliferación mesangial y glomeruloesclerosis focal y segmentaria, esta última con pronóstico ominoso en cuanto a función renal. [8] Gráfico 1.

En cuanto a la clasificación según la respuesta a esteroides se expondrá más adelante en este capítulo.

Gráfico 1. Distribución de los hallazgos fisiopatológicos de 512 niños con SN.

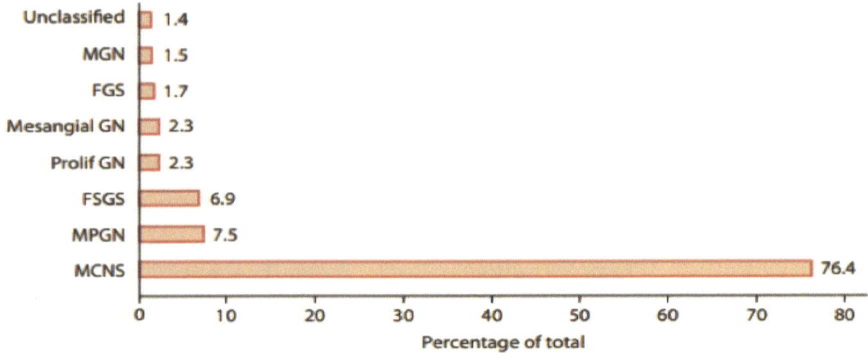

Realizado por: Autora
Fuente: ISKDC. Histopathology Interstitial Severity Index.

Fisiopatología

Se han propuesto dos mecanismos fisiopatológicos principales para explicar la causa del edema que caracteriza clínicamente al SN, conocidos como "Teoría del Underfill" y "Teoría del Overfill". [7,9,10]

La teoría del "Underfill" se basa en que la proteinuria en rango nefrótico se asocia a la presencia de hipoalbuminemia lo que produce disminución de la presión oncótica con el consiguiente aumento de la ultrafiltración capilar neta y por ende el edema, al inicio del cuadro el edema puede ser atenuado por el incremento de la presión intersticial hidrostática y el drenaje linfático, lo que ayuda al retorno del líquido del tercer espacio o intersticial hacia el compartimento intravascular, posteriormente dichos mecanismos compensadores fracasan, y al incrementarse el volumen intravascular se producen síntomas clínicos como taquicardia, vasoconstricción periférica, incremento de la presión arterial, oliguria y retención urinaria de sodio, mientras que la caída de la tasa del filtrado glomerular es generalmente de naturaleza prerrenal, pudiendo producirse una necrosis tubular aguda si estos efectos hemodinámicos se prolongan. Estos pacientes manifiestan activación del sistema renina-angiotensina-aldosterona (RAAS por sus siglas en inglés) así como incremento de las concentraciones plasmáticas de norepinefrina y arginina vasopresina (VAP). Mientras se produce la activación del RAAS o del sistema nervioso simpático tanto por la enfermedad renal parenquimatosa, así como por la hipovolemia intravascular, el incremento no osmótico en plasma de la AVP sugiere que el trastorno primario es la hipovolemia , particularmente en el componente arterial de la circulación, de igual forma la supresión del RAAS indica expansión volumétrica, pero también puede indicar enfermedad renal parenquimatosa , por ejemplo en los casos de Nefropatía Diabética, independientemente del estado del volumen intravascular. Esta particularidad enfatiza que la teoría del Underfill puede ocurrir tanto en adultos como niños con SN. (9) Figura 1.

La hipótesis alternativa de sobrellenado u Overfill sugiere que los pacientes con SN tienen un incremento en la reabsorción primaria de sodio gracias a un mecanismo renal intrínseco con el consiguiente incremento del volumen sanguíneo circulatorio y supresión del sistema renina-angiotensina-aldosterona (SRAA). Algunos estudios demostraron una mayor expresión apical del canal de sodio epitelial (ENAC) con incremento de la actividad del sodio potasio ATP asa (Na-K-ATPasa) en el conducto colector cortical, hecho que se produce gracias a que la plasmina y plasminógeno que son filtrados por el riñón nefrótico permite la sobreexpresión del ENAC, es por eso que la orina de los pacientes con SN muestra niveles elevados de dicha proteína. (7,10) Figura 2.

Figura 1. Fisiopatología: Teoría del "Underfill" del edema

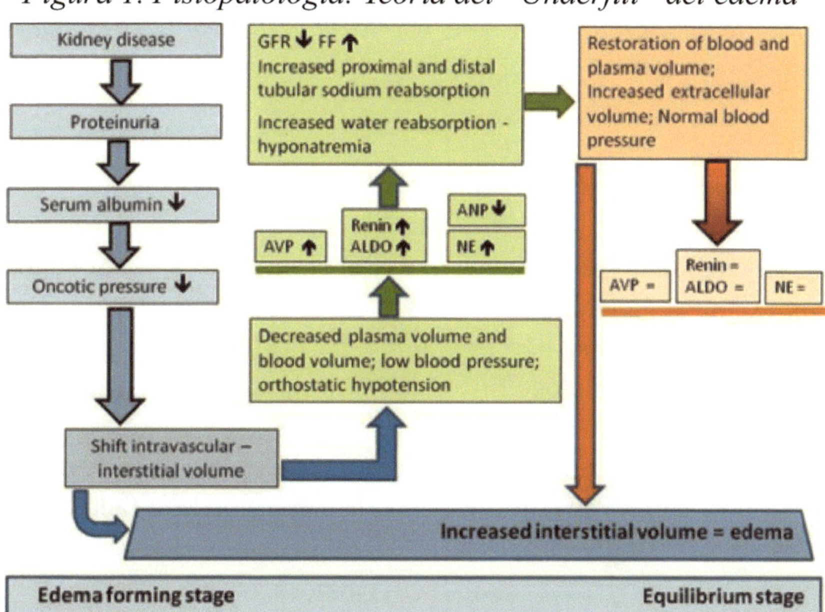

Realizada por: Autora
Fuente: Pediatric Nephrology. The nephrotic syndrome: pathogenesis and treatment of   edema formation and secondary complications.

Figura 2. Fisiopatología: Teoría del "Overfill" de la retención de sodio.

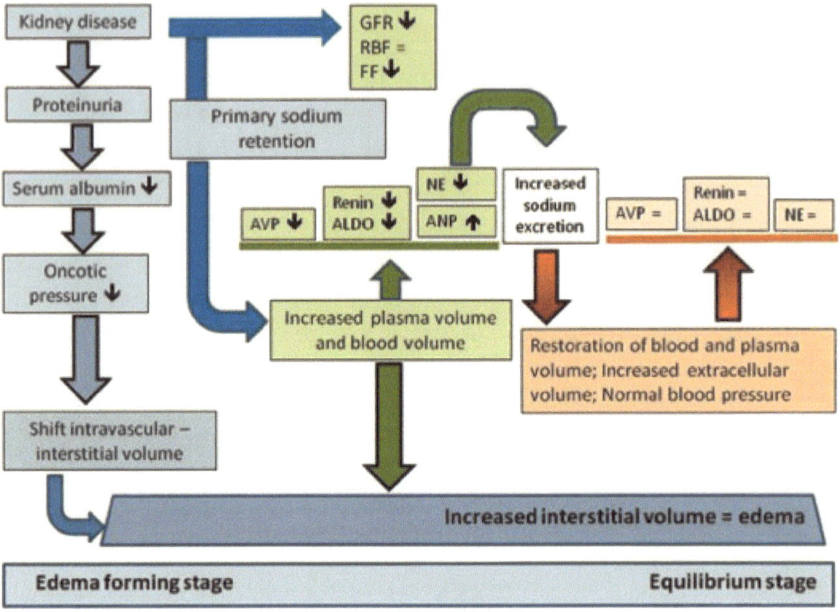

Realizada por: Autora

Fuente: Pediatric Nephrology. The nephrotic syndrome: pathogenesis and treatment of   edema formation and secondary complications.

Cuadro Clínico

La evaluación de un paciente con SN incluye la historia clínica y el examen físico, con el fin de descartar causas secundarias como etiología de la enfermedad, así como complicaciones de la misma. Es por esto que el interrogatorio debe incluir preguntas acerca de historia familiar de la enfermedad, síntomas que nos orienten a sospechar en causas secundarias tales como: Lupus Eritematoso Sistémico (artralgias, edema, rash malar, aftas orales, alopecia, fiebre , malestar general, mialgia, convulsiones, episodios de psicosis, fotosensibilidad, etc.); utilización de medicamentos como AINE`S, quimioterápicos, entre otros mencionados con anterioridad; factores de riesgo o síntomas sugestivos de procesos infecciosos como Hepatitis B-C o HIV asociados a SN; descartar linfoadenopatía, ictericia, fiebre de origen desconocido, fatiga síntomas asociados a procesos malignos, etc. Tabla 2.

Tabla 2. Características clínicas de los pacientes con Síndrome Nefrótico

Parámetros Clínicos	Edema	Signos/ Síntomas de Hipovolemia	Signos/ Síntomas de Infección
Frecuencia Cardiaca	Periorbital	Dolor Abdominal	Fiebre
Frecuencia Respiratoria	Pretibial	Taquicardia	Rash
Presión Arterial	Genital	Manos frías, pies fríos	Púrpura
Saturación de O2	Ascitis	Oliguria	Artritis
Peso Corporal	Edema de pared abdominal	Llenado capilar mayor a 2 seg	
	Derrame Pleural		
	Edema Pulmonar		
	Anasarca		

Realizado por: Autora
Fuente: The Italian Society for Pediatric Nephrology (SINePe)

El edema es el signo clínico por excelencia en estos pacientes, el cual se caracteriza por ser de debut insidioso, presentarse en las zonas declives, es decir, posicional, razón por la cual puede pasar desapercibido y detectarse hasta que sea significativo , de igual forma puede aparecer en los párpados de distribución bilateral y que frecuentemente es confundido con un proceso alérgico, aparece en las mañanas después del que paciente inicia deambulación, el edema se hace más notorio en las piernas y pies (por gravedad), además puede incluir edema escrotal , peneal y de labios vulvares. A pesar de que característicamente el edema es el principal signo en estos pacientes, pueden tener otras manifestaciones clínicas tales como; ser un hallazgo incidental la proteinuria en orina o mientras se realiza un screening familiar por los antecedentes. En cuanto a las complicaciones estas se manifiestan clínicamente según el órgano afectado, por ejemplo: coágulos sanguíneos en el embolismo pulmonar, trombosis venosa profunda, peritonitis bacteriana espontánea, celulitis, dolor abdominal debido al edema de la pared intestinal y a la hipoperfusión. [11]. Figura 3 y 4.

Figura 3 y 4. Edema bilateral de extremidades inferiores, se observa depresión al aplicar digitopresión (deja fóvea). Edema testicular a tensión.

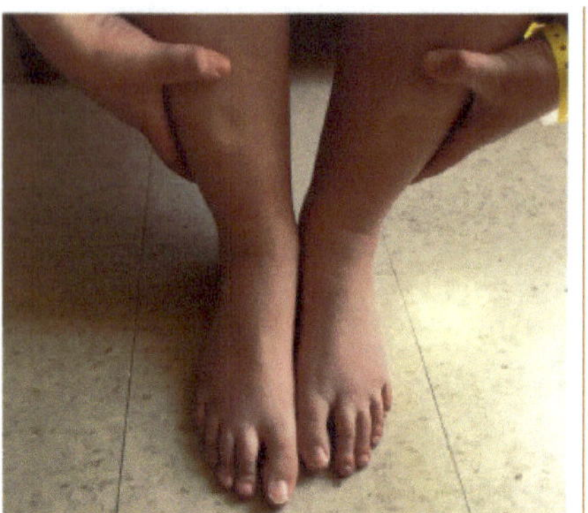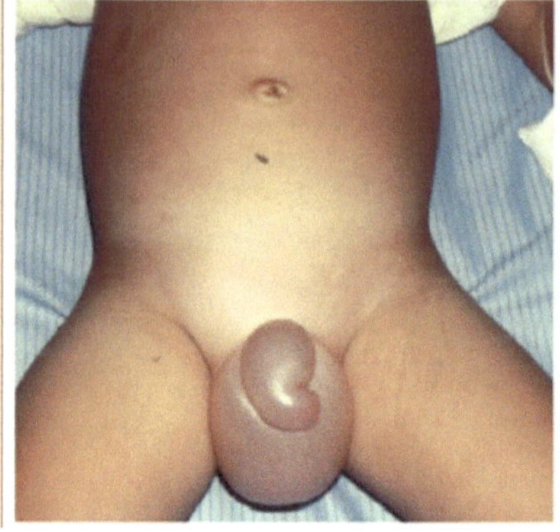

Fuente: The Italian Society for Pediatric Nephrology (SINePe)

Diagnóstico

El diagnóstico se establece mediante la realización de una historia clínica completa que incluya un adecuado interrogatorio y cronología de los signos y síntomas del paciente, pues como vimos anteriormente, esto nos puede orientar hacia una causa secundaria de la patología. Tabla 3.

Historia	Familiar	General	Pasado	Actual
Preguntas	SN en la Familia	Historia Pre/ Perinatal	Enfermedades Sistémicas (Autoinmunitarias, neurológicas, congénitas, metabólicas, cáncer)	Características del edema
	Otras enfermedades renales en familia	Crecimiento	Infecciones pasadas	Signos y síntomas asociados (macro/ microhematuria, fiebre, oliguria, vómitos, dolor abdominal, hipertensión, rash, artralgia)
	Otras enfermedades familiares	Edad de presentación de los síntomas		Viajes / Infecciones

Tabla 3. Historia Clínica

Realizado por: Autora

Fuente: The Italian Society for Pediatric Nephrology (SINePe)

Aquellos pacientes que presenten su primer episodio de SN deberían ser admitidos en hospitalización o en su defecto ser derivados a la unidad de mayor complejidad, con el fin de realizar el abordaje integral por parte del médico especialista o subespecialista de Nefrología. Dentro de la batería diagnóstica se hace énfasis en los estudios de laboratorio, debido a que los estudios imagenológicos deben ser indicados en el caso particular de afectación a otro órgano, por ejemplo: se solicitará una radiografía de tórax en el caso de sospecha de proceso infeccioso respiratorio, así como derrame pleural, en el caso de la ecografía renal esta es de utilidad porque permite descartar anormalidades estructurales y funcionales del riñón. [12]

Principalmente tenemos 3 hallazgos de laboratorio indispensables para determinar la presencia de SN en un paciente, las cuales son:

1.-Proteinuria en rango nefrótico: se define como la presencia de proteínas en orina en valores de: > o = 50 mg/kg/día, > o = 40mg/kg/hora, o relación proteinuria/creatininuria >2 (mg/mg) en muestra única de orina, o presencia de >/= +++ en tirilla reactiva en primera orina de la mañana.
2.-Hipoalbuminemia: se define como valores de albúmina sérica por debajo de 2.5gr/dl.
3.-Dislipidemia: se define como hipercolesterolemia con valores de colesterol >250mg/dl y/o hipertrigliceridemia con valores de triglicéridos >150mg/dl.

Sin embargo, se deben ampliar los estudios de laboratorio basándonos en la sospecha diagnóstica de una causa secundaria de SN. [7,13]. Tabla 4.

Tabla 4. Pruebas diagnósticas de laboratorio

TESTS	SANGRE	ORINA
Obligatorios	Biometría Hemática Completa	Uroanálisis (primera orina de la mañana)
	BUN, Creatinina	Proteinuria de 24 horas
	Electrolitos (calcio iónico)	Relación albúmina / creatinina (uP/uCr)
	Proteínas totales	
	Albúmina sérica	
	Colesterol, triglicéridos	
	PCR	
	Valorar coagulación, incluido ATIII	
	Inmunoglobulinas	
	Complemento C3, C4	
Adicionales	Marcadores autoinmunes (ANA, AntiDNA, ENA, ANCA)	Sodio Urinario
	Función tiroidea	
	Infecciones (HBV, HCV, HIV, ParvoB19, CMV, EBV, Pneumococo, Salmonella, treponema, mycoplasma)	

Realizado por: Autora
Fuente: Recomendaciones de la Rama de Nefrología de la Sociedad Chilena de Pediatría.

Tratamiento

El medicamento estándar para el tratamiento del SN es la prednisona vía oral o su metabolito activo la prednisolona (metabolismo hepático). En el 2015 en una revisión sistemática de Cochrane, las guías KDIGO (Kidney Disease Improving global Outcome, por sus siglas en inglés) sugirieron que la dosis del esteroide en el tratamiento del primer episodio de SN debe ser de 60mg/m2 máximo 60 mg que pueden darse en una única dosis a las 8:00am o dividida en 2 dosis cada 12 horas por 6 semanas seguido de una dosis única de 40mg/m2 con máximo 40mg/día en días alternos por otras 6 semanas sin cambios o incrementos en la dosis, Luego disminuir dosis de forma progresiva en 1 a 3 meses hasta suspender. [14]

Aproximadamente el 80% de los pacientes con SN Corticosensible, es decir, con respuesta favorable al corticoide presentan 1 o más recaídas. De esos el 50% se catalogará como SN de recaídas frecuentes o corticodependientes lo que impide el retiro del fármaco, con los consiguientes efectos secundarios por lo que no se recomienda prolongar el uso del mismo. Si corroboramos una recaída de la enfermedad, las guías recomiendan una dosis diaria de prednisona 60 mg/m2/día (con dosis máximas de 60 mg/día) hasta que la proteinuria resulte negativa por 5 días, posteriormente una dosis alternativa única de prednisona 40mg/m2sc (máximo dosis de 40mg) por 4 semanas y posteriormente se descontinúa. [15,18]

Figura 5. Definiciones de Síndrome Nefrótico según su respuesta al tratamiento.

Clasificación	Definición
Síndrome nefrótico	Edema, hipoalbuminemia < 2,5 mg/dl y proteinuria en rango nefrótico*
Remisión completa	P/C < 0,2 o < 1+ dipstick durante tres días consecutivos. Resolución del edema y albúmina ≥ 3,5 mg/dl
Remisión parcial	P/C entre 0,2 -2, y albuminemia > 3 mg/dl
Corticorresistencia	Falla en lograr remisión completa después de 8 semanas de terapia corticoidal
Recaída	P/C > 2 o > +3 en dipstick durante 3 días consecutivos
Recaedor infrecuente	Una recaída dentro de los 6 meses de respuesta inicial o una a 3 recaídas en 12 meses
Recaedor frecuente	2 o más recaídas en los 6 meses de respuesta inicial, o 4 o más recaídas en 12 meses
Corticodependencia	2 recaídas consecutivas durante la terapia corticoidal, o dentro de los 14 días de suspensión de esta
Corticorresistencia secundaria	Proteinuria persistente durante 4 o más semanas de corticoides después de una o más remisiones

P/C: proteinuria/creatininuria.
* Proteinuria en rango nefrótico: P/C > 2 mg/mg

Realizado por: Autora
Fuente: Canadian Society of Nephrology Recommendations

En cuanto a las demás alternativas terapéuticas tenemos:
1.-Agentes ahorradores de esteroides: están indicados cuando hay efectos adversos relacionados con los corticoides o recaídas con prednisona >10 mg/m2 o 0,5 mg/kg en días alternos (o su equivalente en dosis diaria) dentro de este grupo se encuentra Ciclofosfamida.
2.-Inhibidores de la calcineurina: ciclosporina, tacrolimus
3.-Micofenolato de Mofetilo
4.-Rituximab: en pacientes con diagnóstico de SN corticodependientes, recaidores frecuentes.

Es importante conocer las indicaciones de biopsia renal la cual será prioritaria en aquellos pacientes que no responden a corticoides o que manifiesten características dentro de su cuadro clínico sugerentes de histología diferente a enfermedad por cambios mínimos:

a) Edad menor de un ano.
b) SN Corticorresistente.
c) SN asociado a hematuria macroscópica, HTA, falla renal (VFG< 90 ml/min/1,73m2), hipocomplementemia.
d) Disminución de la función renal en niños que reciben terapia con anticalcineurínicos.

La evaluación histológica debe incluir las 3 técnicas, microscopia óptica, inmunofluorescencia y microscopia electrónica. [16]

Tanto por su enfermedad de base como por los tratamientos inmunosupresores a los que se ven expuestos, los pacientes con SN tienen un estado de inmunodepresión, por lo cual requieren de ajustes en el esquema de vacunación habitual, así como también de vacunas complementarias. Especial énfasis hay que hacer en la vacunación antineumocócica, recomendada a todos los niños con SN, por el alto riesgo de infección invasiva por neumococo. Se aconseja preferir esquema mixto, vacuna conjugada-polisacárido, ya que esta última es menos inmunogénica, pero contiene más serotipos que la conjugada. Se debe postergar la administración de vacunas a virus vivos hasta que el paciente esté con una dosis de esteroides ≤ 1 mg/kg/d durante más de un mes. No se recomienda la vacuna polio oral, se prefiere vacuna polio inactivada. Los pacientes deben ser inmunizados anualmente con vacuna antiinfluenza, independiente del estado de inmunosupresión. [17,18]

Pronóstico

La ISKDC ha determinado las características histopatológicas, clínicas y de laboratorio propias de este síndrome, demostrando que la Enfermedad de Cambios Mínimos, como hallazgo histopatológico, representa el 76% de los casos , alcanzando estos paciente tasas de remisión de hasta un 95% , con documentación de respuesta favorable frente al esteroide, sin embargo, el

75% de dichos casos probablemente presenten recaídas y un 50% (recaidores frecuentes o corticodependientes) requerirán dosis más altas o tratamientos más prolongados con el esteroide, lo que incrementaría el riesgo de presentar efectos secundarios asociados al fármaco.

En términos de función renal, la respuesta del paciente frente al esteroide se asocia a pronóstico favorable a largo plazo, en contraposición, la resistencia al mismo, pronostica un probable deterioro progresivo de la función renal llegando inclusive a requerir nefrectomía unilateral o bilateral junto con el inicio del paciente en un programa de terapia renal sustitutiva y posterior trasplante renal. [14,15,18]

1. Veissi, S., Smeets, B., van den Heuvel, L. P., Schreuder, M. F., & Jansen, J. (2020). Nephrotic syndrome in a dish: recent developments in modeling in vitro. Pediatric nephrology (Berlin, Germany), 35(8), 1363–1372. Disponible en: https://doi.org/10.1007/s00467-019-4203-8

2. Noone, D. G., Iijima, K., & Parekh, R. (2018). Idiopathic nephrotic syndrome in children. Lancet (London, England), 392(10141), 61–74. Disponible en: https://doi.org/10.1016/S0140-6736(18)30536-1

3. Pasini, A., Benetti, E., Conti, G., Ghio, L., Lepore, M., Massella, L., Molino, D., Peruzzi, L., Emma, F., Fede, C., Trivelli, A., Maringhini, S., Materassi, M., Messina, G., Montini, G., Murer, L., Pecoraro, C., & Pennesi, M. (2017). The Italian Society for Pediatric Nephrology (SINePe) consensus document on the management of nephrotic syndrome in children: Part I - Diagnosis and treatment of the first episode and the first relapse. Italian journal of pediatrics, 43(1), 41. Disponible en: https://doi.org/10.1186/s13052-017-0356-x

4. Fabricio J. Palma-Cobeña (2016). Síndrome nefrótico en pacientes de 1 a 12 años ingresados en la unidad de pediatría del Hospital Verdi Cevallos Balda. En Dom. Cien., 2016, 2(núm. mon.), may., pp. 120-131, ISSN: 2477-8818. Disponible en: https://www.dominiodelasciencias.com/ojs/index.php/es/article/view/70

5. Wang, C. S., & Greenbaum, L. A. (2019). Nephrotic Syndrome. Pediatric clinics of North America, 66(1), 73–85. Disponible en: https://doi.org/10.1016/j.pcl.2018.08.006

6. International Study of Kidney Disease in Children. Nephrotic syndrome in children: A randomised trial comparing two prednisone regimens in steroid-responsive patients who relapse early. Journal of Pediatrics 1982;95: 239-43.

7. Kanwal K. Kher, H. William Schanaper et col. Clinical Pediatric Nephrology. Tercera edición (2017), 16, 285-303.

8. Duarsa, R., Winarti, N. W., & Widiana, I. G. R. (2019). Histopathology Interstitial Severity Index Associated with Glomerular and Tubular Severity Index in Nephrotic Syndrome Patients. Indonesian Journal of Kidney and Hypertension, 2(3), 26-33. Disponible en: https://doi.org/10.32867/inakidney.v2i3.30

9. Cadnapaphornchai, M. A., Tkachenko, O., Shchekochikhin, D., & Schrier, R. W. (2015). The nephrotic syndrome: pathogenesis and treatment of edema formation and secondary complications. Pediatric nephrology (Berlin, Germany), 29(7), 1159–1167. Disponible en: https://doi.org/10.1007/s00467-013-2567-8

10. Ellis D (2016) Pathophysiology, Evaluation, and Management of Edema in Childhood Nephrotic Syndrome. Front. Pediatr. 3:111. Disponible en: doi: 10.3389/fped.2015.00111

11. Downie, M. L., Gallibois, C., Parekh, R. S., & Noone, D. G. (2017). Nephrotic syndrome in infants and children: pathophysiology and management. Paediatrics and international child health, 37(4), 248–258. Disponible en: https://doi.org/10.1080/20469047.2017.1374003

12. Trautmann, A., Vivarelli, M., Samuel, S., Gipson, D., Sinha, A., Schaefer, F., Hui, N. K., Boyer, O., Saleem, M. A., Feltran, L., Müller-Deile, J., Becker, J. U., Cano, F., Xu, H., Lim, Y. N., Smoyer, W., Anochie, I., Nakanishi, K., Hodson, E., Haffner, D., … International Pediatric Nephrology Association (2020). IPNA clinical practice recommendations for the diagnosis and management of children with steroid-resistant nephrotic syndrome. Pediatric nephrology (Berlin, Germany), 35(8), 1529–1561. Disponible en: https://doi.org/10.1007/s00467-020-04519-1

13.Stone Hillarey, Magella Bliss, Bennett Michael R. The Search for Biomarkers to Aid in Diagnosis, Differentiation, and Prognosis of Childhood Idiopathic Nephrotic Syndrome. Frontiers in Pediatrics. 7(2019) 404. Disponible en: https://www.frontiersin.org/article/10.3389/fped.2019.00404. DOI=10.3389/fped.2019.00404. ISSN=2296-2360

14.KDIGO Clinical Practice Guideline. Chapter 3: Steroid-sensitive nephrotic syndrome in children. Kidney Int Suppl. 2012;2(2):163–71.

15.Deschênes, G., Vivarelli, M., Peruzzi, L. et al. Variability of diagnostic criteria and treatment of idiopathic nephrotic syndrome across European countries. Eur J Pediatr 176, 647–654 (2017). Disponible en: https://doi.org/10.1007/s00431-017-2891-2

16.Larkins NG, Liu ID, Willis NS, Craig JC, Hodson EM. Non−corticosteroid immunosuppressive medications for steroid−sensitive nephrotic syndrome in children. Cochrane Database of Systematic Reviews 2020, Issue 4. Art. No.: CD002290. Disponible en: DOI: 10.1002/14651858.CD002290.

17.Zhao, J., Liu, Z. Treatment of nephrotic syndrome: going beyond immunosuppressive therapy. Pediatr Nephrol 35, 569–579 (2020). Disponible en: https://doi.org/10.1007/s00467-019-04225-7

18.Susan Samuel, Martin Bitzan, Michael Zappitelli et col. Canadian Society of Nephrology Commentary on the 2012 KDIGO Clinical Practice Guideline for Glomerulonephritis: Management of Nephrotic Syndrome in Children. Am J Kidney Dis. 2014;63(3):354-362. Disponible en : https://www.ajkd.org/article/S0272-6386(13)01556-4/pdf